診療所の窓辺から

いのちを抱きしめる、四万十川のほとりにて

小笠原望
Nozomi Ogasawara

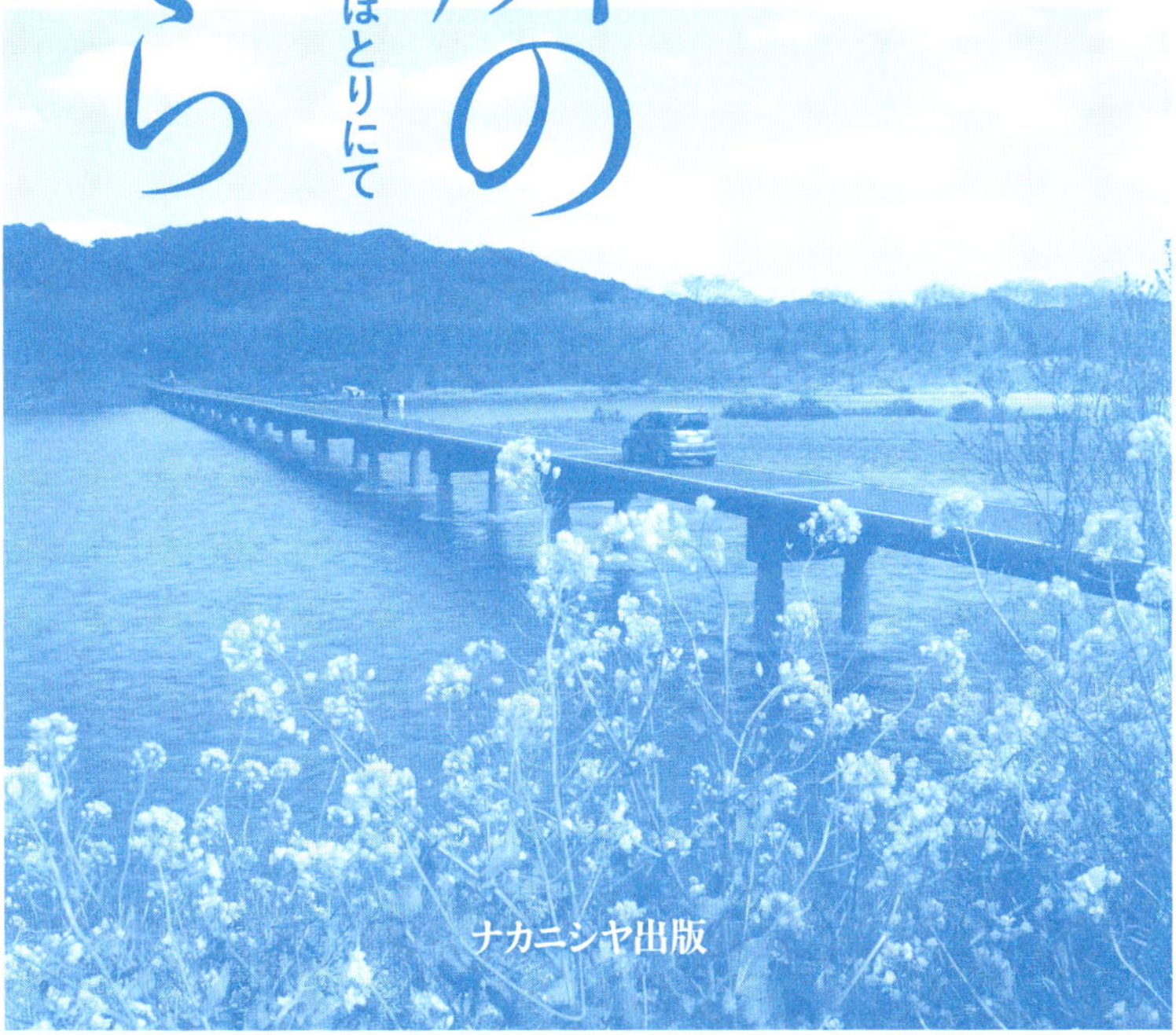

ナカニシヤ出版

まえがき

　ぼくは根っからの臨床医であり、わき目もふらずひたすら患者さんとの毎日を続けてきた。臨床四十年の半分を高松赤十字病院という地方の中核病院で、そして後半の二十年を四万十川のほとりの診療所でかかりつけ医として過ごしてきた。

「人間ってすごい」「人間ってここまでなれる」と、臨床の現場での人間のあれこれにこころを揺さぶられてきた。医療の現場で感じたことを一人でも多くのひとに伝えたいと、三十年前からエッセーとして書き続けてきた。

　振り返れば、いつも雑誌か新聞に書く生活が続いた。それは毎日の臨床を新鮮に感じ続けるちからにもなったような気がする。どんなに忙しくても、書くことは苦痛ではなかった。とくに四万十に移ってからは、自然の風景と重ねてひとのいのちを感じるようになって肩のちからが抜けた。「ひとのいのちも自然のなかのもの」という気持ちになったのは、いのちに悪戦苦闘してきたぼくには、目から鱗のような変化だった。

　訪問診療に向かう四万十川の堤防は、菜の花、桜、あざみ、コスモスなどの四季の花々がきれいだ。病院勤務医時代には日にもしなかった自然の風景が、ぼくのこころを変えていった。訪問する在宅の患者さんたちにも、自然のなかで生きているおおらかさを感じた。病院とは違うのびのびした患者さんとの会話が楽しい。

四万十で在宅死をたくさん経験した。死をきちんと受け止めて、住み慣れた家で最期を迎える。そして、その意思を尊重して介護する家族や、訪問看護、訪問介護のひとたち。病院の勤務医時代に緩和ケアをしてきたぼくには新鮮な世界だった。こんなに痛まず、苦しくなく自宅で最期を迎えることができる、それは驚きでもあり、これが自然なのだと思うようになった。最後まで食べて、話をして、痛まず、苦しまず、なじみのひとたちのなかでの最期を、地元のひとたちは「いい仕舞い」と呼ぶ。

「ひとのいのちも自然のなかのもの」。この気持ちは四万十でのぼくの臨床の、毎日の大きな柱になっている。在宅の超高齢者のユーモアにあふれた会話、力強い言葉にぼくはいい気持ちになる。ぼくが中学生のころから親しんでいる川柳の世界が、お年寄りの言葉と重なる。

ひとは生まれて、そして死ぬ。そのことを在宅の看取りのなかでぼく自身がだんだんと自然に感じるようになった。それは四万十の自然に触発されたところが大きかった。花の名前を覚えた。妻がその変化をびっくりする。

この本は、スタイルアサヒ（朝日新聞購読者向けの月刊誌）に二〇〇九年の創刊号から連載されたものを加筆訂正したものである。連載のきっかけは、高知市で開催された脳卒中協会の全国大会で、ぼくがスライドを使わないで、会場のひとたちに語りかけたところから始まる。その講演を取材に来ていたアサヒ・ファミリー・ニュース社の伊藤真弘氏がぼくの気持ちを受け取ってくれて、連載が始まった。

四万十川のほとりの田舎の診療所の日々の想いが、全国の読者の皆様に届くだろうかの心配はあった。読者の皆様にご支持をいただいて、七年を超える連載になるとは思わなかった。

ぼくは診療中の患者さんのおもしろい言葉をメモする。患者さんのひと言がおもしろい。先日も診察の終わった患者さんが診察室の椅子から立ち上がらない。

「先生、久しぶりに来たから、もう少しこのままでいたいけれどいいかしら、お邪魔と思うけれど」。この言葉に患者さんと二人で大笑い。かかりつけ医だから感じられる、やりとりのゆったりさにも救われる。一方で、ぎりぎりの在宅のいのちの発する言葉にもこころを揺さぶられる。在宅での患者さんや家族の言葉はのびやかで、ユーモアがあってぼくは大好きだ。「うんうんそうやねえ」と、いい気持ちでうなずいているぼくがいる。

ぼくのこころのなかには、五七五の川柳が流れている。文章も一句を書くようにの気持ちがある。中学生から始めた川柳の世界は、臨床の場に出てからの中断ののち、四万十に移ってから復活した。

このたびの一冊を、ぼくの一文に川柳一句と自句自解を、連載中の体裁そのままに作っていただいたことに感謝している。連載一回目から現在に至るまでの担当の伊藤真弘氏の温かい気持ちがなかったら、ここまでは続かなかっただろう。読者の皆様の励ましもたくさんいただき、書くことのちからになった。

また単行本にするにあたっても、たくさんの皆様から大きなちからをいただいた。ありがとうございました。

カバー・扉写真　森　千里

診療所の窓辺から　いのちを抱きしめる、四万十川のほとりにて●目次

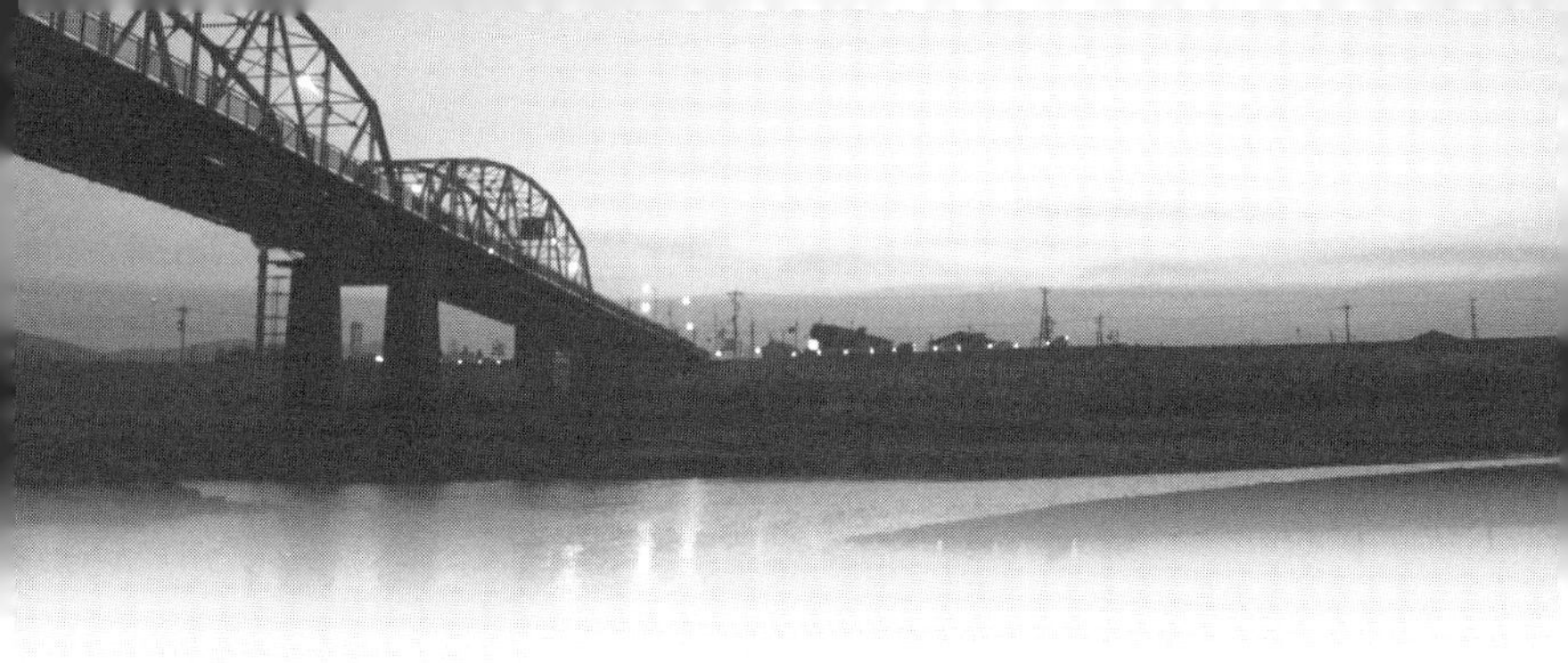

舞台は回る

第1章―2009年〜2010年

ぼくは「言葉」で抱きしめる医者

診療所の窓辺から、四万十川に架かる赤鉄橋がすぐそこに見える。少し上流に目を移すと、全長約一九〇キ《キ》ロ《ロ》メートルの四万十の流れが左から右に蛇行している。

この四万十川のほとりの診療所で働き始めて、十年を超えた。その前の二十年は、高松赤十字病院でへとへとになりながら、なんでもする内科医を続けていた。疲れたが、楽しい毎日だった。地方都市の最終病院で、いのちのぎりぎりでのやりとりにどっぷりつかった二十年だった。

看護師さんたちと一緒にする仕事が好きで、当時は珍しかった訪問看護の付き添い役をしていた。ケアの視点を看護師さんたちに教えられた。そのころは医者は治療のみ、そのほかは看護にまる投げというのが多かった。

患者さんや家族との距離が近くなり、たくさんのドラマを体験した。「人間って大変、人間ってすごい」と思いながら、救急医療から終末期まで、なんでもやってきた。

大病院の田舎医者を自称していたが、妻の父の診療所を手伝うために本当の田舎医者になったのが、十二年前。都市でも田舎でも、患者さんの期待するものは変わらない。このごろは、すっかりかかりつけ医のいい気持ちにはまってきた。

朝、家の前の堤防を上流に向かって散歩する。空気がおいしい。診療所でどんなに動き回っても、一日二千歩にしかならない。三千歩を目標に、ケータイの歩数計を見るのを楽しみにしながら歩く。

たくさんのひととすれ違う。「おはようございます」のあいさつが気持ちよい。川向こうからの鳥の声が重なって聞こえる。四万十の靄《もや》のなかで、赤鉄橋がうっすらとしか見えないときもある。

ぼくの診療は、朝が早い。八時には、患者さんを診察室に呼んでいる。ここから、延々の外来診療が始まる。話を聴いて、話を返す。お年寄りのゆっくりした話に、決していらいらしない。会話のなかに笑いがあり、嘆きがあり、涙がある。「そうやねえ、それは大変やねえ」「それはよかった、よかった」、いのちを言葉で抱きしめるつもりでゆったり話をする。

診察室の診療のほかに、訪問診療がある。これが楽しい。川に沿って走るときも、家の近くで車を止めて田畑の風景をしばらく眺めるときも、たしかに四季を感じる。夜には満天の星に、思わず足が止まる。往診からの帰りの四万十川の夕焼けは、何度見ても涙が出そうになる。

　先日、肺炎で入院していた、一人暮らしの九十三歳の患者さんが無事退院した。やっと説得して、ぎりぎりの入院だった。「死んでくるかも」と、駆けつけた近所のひとに冗談っぽく言いつつ、救急車に乗った。

　帰って来ての第一声。「先生。わたしは先生にほれた。死んだ主人は軍人で、こんな気持ちは人生で初めてのこと。先生、迷惑?」と言って、ぼくの手を握る。ぼくはたいていのことでは照れないが、妻の顔を思い浮かべつつ苦笑いするしかなかった。

　在宅のお年寄りは、気持ちが元気。介護する家族は大変。診察の終わったあとの庭で、介護の大変さを立ち話で聞くことも多い。

　自然のなかのいのちと、ぼくはやりとりを続けている。

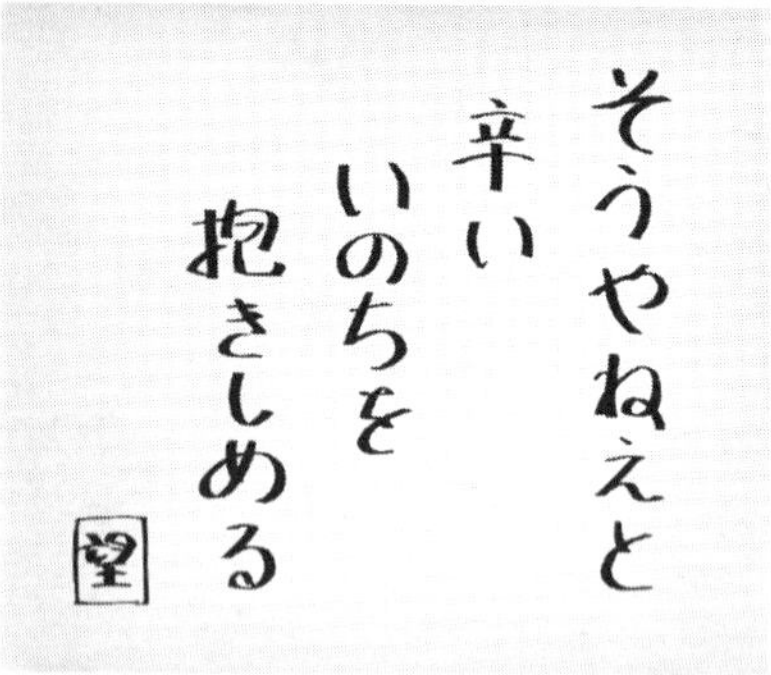

　こころがつらくなると、本当はみんな抱かれたいのだと診察室でいつも感じます。ぼくは思いっきり、言葉で患者さんを抱きます。日常の生活のなかでも、照れないで思いっきり抱いてあげたらいいと思うのです。百歳も働き盛りも、子育て真っ最中も思春期も、そして介護中のひとも大変です。もちろん夫婦も一緒。「そうやねえ、わかるわかる」と、思いっきり抱いて抱かれて、そしていのちにちからが戻ってきます。

「秋」と聞いて思い浮かぶもの

往診の帰りに見る四万十川の夕焼けは、いつ見てもこころを揺さぶられる。夕焼けと診察した高齢の患者さんの姿を重ねながら、ひとのいのちを考えている。

その夕焼けのなかでもとくにぼくのおすすめは、ちょうど上流に夕陽が沈む秋のこの時期だ。下流から赤鉄橋に向かって、川に沿って往診車を走らせる。川の向こうの山々に夕陽が落ちるのに涙が出そうになる。

ぼくの診察室には、くっきりとした四季がある。かかりつけ医が一番忙しいのは、年末から風邪の多い冬の時期。インフルエンザが流行した年は、診察する患者さんは風邪風邪風邪、糖尿病、風邪風邪風邪、高血圧という感じになる。

風邪が終わると、二月からは花粉症で鼻がぐじゅぐじゅのひとが続く。夏は、下痢と風邪。秋は比較的ゆっくりできる時期なのだが、ぼくは診療所のなかを走り回っている。

診察室の患者さんとゆったり話をする。話が終わったら、走って点滴室の患者さんを診に行く。歩いても走ってもそう時間は変わらないのに、自分でもおかしいと思いつつそうしてしまう。

秋といえば、幡多《はた》地方(高知県の西南部をこう呼ぶ)には素敵な言葉がある。「秋をする」「秋で疲れた」「秋がやっと済んだ」という言い方がある。稲刈りのことを、「秋をする」と言うのだ。四万十の地にやって来た当初「秋で疲れました。点滴をしてもらえませんか」と言われて、土地の人間でないぼくは最初ぽかんとしていた。ぼくの育った高知県の中央部ではこうは言わない。

この「秋」という言葉の響きが大好きで、ぼくは診察中に耳にするのを楽しみにしている。真夏に聞くから、よけい新鮮なのかもしれない。家で食べるのと、子どもや孫に送るのを楽しみに、お年寄り二人だけで米作りをしている夫婦の話も聞く。

在宅の医療には、もっと季節がある。庭の柿の実を見ながら、癌末期の患者さんの腹水を抜いたこともある。こんなことも。

夏だった。九十六歳の患者さんから、直接電話があった。「血便です。どうしたらいいでしょうか」とのこと。早速、家に向かった。血便はトイレにそのままにしているとのこと。割り箸を使って、便をかき混ぜてみた。

そのなかに種がある。刑事コロンボのように、ぼくはひらめいた。「きのうか今日、スイカは食べなかったかねえ」と聞いた。「まあ先生。よくご存じで。今日の朝、スイカを一人で半分食べました。食べすぎたのでしょうか」、ここで一件落着。

こころにも、四季がある。「春のうつ入梅のうつ秋のうつ」、季節の変わり目にこころが揺れる。しばらく顔を見せなかった患者さんが、「また、落ち込んでいます」とつらそうな声で訴える。「そうですか。前も元気になったから、しばらくはしのぎましょうよ。あせらないで」と、こころの重たさの話をしばらくして、少量の薬を処方する。

うつを抜けたひとが、どん底のころの話をしてくれる。「必ず、よくなります。舞台は回ります」。先生のあのひと言には、ほっとしたと言ってくれる。言葉が伝わるのは、本当にうれしい。

四万十川のほとりでは、診療所から見る風景にも、病気にも、こころにもくっきりとした四季がある。

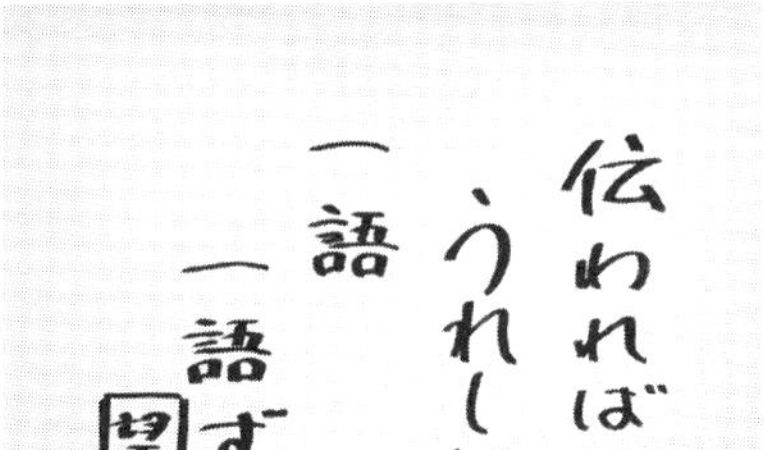

診察室での患者さんへの言葉は、恋愛と一緒だといつも思います。伝えないとこころはわからない、想いは通じない、そう感じます。「あの言葉がうれしかった」と言われると、ぼくもうれしくなります。日常の生活でも一緒でしょう。一語、一語、思ったことを素直に表現する、そしてねぎらいの言葉を照れないで口にすればいいとぼくは思うのです。酔ったぼくは喋りすぎて、妻の評価はいまひとつです。

小笠原流
ユーモアのすすめ

今年のぼくの誕生日に、診療所の職員からスニーカーをいただいた。散歩用にとウェアと一緒だったが、例年のお酒よりも何倍もうれしくて、診察室でこれを履くことにした。

最近気がついたのだが、診察に来るたくさんの患者さんがスニーカーを履いている。お年寄りも、からだの不自由なひとも、スニーカーが多い。革靴で来るひとは、まずいない。ましてやハイヒールなど見たこともない。若者の先のとんがったのは、ちょっと目につく程度。ぼくの診療所には、どきっとする若い女性はまず来ない。

スニーカーに杖をついてというスタイルが、お年寄りは一番多いだろうか。診察室には二カ所に杖立てがある。診察室で、そのお年寄りがよく笑う。

お年寄りの笑いに、つられて大笑いがよくある。とんちんかんな会話になって、双方が笑って終わるしかない場合もある。耳が遠くて、どんなに大きな声で話しても通じなくて、苦笑いで終わることも。

いつも通院しているひとは、年に二回、血液の検査をする。その結果を説明する。「じょうとう（上等）」と、大きな声で、まず結論を言う。だれでもほっとしたいい笑顔になる。それから、細かな説明をする。

歳をとるなら、こんな二人になりたいという夫婦が来る。妻が先に入ってきてさっさと診察を終わらせて、「あんたあんた」と夫を呼ぶ。夫の診察中に、後ろからあれこれこの一カ月を報告するタイプが、一番微笑《ほほえ》ましい。

「そんなことまで言わなくても」と、夫が振り向くほど、よく喋る妻との組み合わせがおもしろい。夫が先に診察室に入るタイプは、ちょっとよそよそしい。しっかり者の妻、ふにゃふにゃの夫、これが長生きの夫婦の理想かなと思っている。

つらくても、ユーモアを忘れないひとがいい。癌の化学療法中の患者さんが来て、ひとしきり話して帰る。普通に笑って話をする。高血圧や糖尿病を笑い飛ばしながら、それでいてきちっと通院しているひとがいい。

こころの落ち込んだ患者さんと話し込む。ぼくは患者さんより少しだけ明るい位置にいることにしている。冗談は言わないが、けっこう明るい。にこにこしているらしい。最初に患者さんは、これにびっくりする。ぼく自身はそんなに無理はしていない。長いあいだに染みついたものだろう。

患者さんと沈んだ世界を持ちながら、少しだけ笑える話をする。患者さんの笑う顔が引きつっていることもあるが、とにかく暗いばかりでは終わらない。ぼくはこころのマッサージ師を自称しているが、その中心にあるのはユーモアだと思っている。

介護施設に往診に行く。「まあ先生、お忙しいのにたまりませんねえ」と、関係のない入所者から声がかかる。ずいぶん認知症が進んでいるのだが、そんなあいさつをきちんとしてくれる。「また、来ます」と大きな声で言うぼくを、玄関まで送ってくれることもある。ぼくが施設を出たら、すぐ忘れてしまっているのだろうが、言葉そのものがそんなものかもしれない。

会話のなかでどれだけ笑えているか、向かい合って肩のちからがふっと抜けてゆく、そんなユーモアがいい。テレビを見ながらではない、お互いの会話のなかで笑いたい。

今を笑ってみませんか、世界が変わってきます。

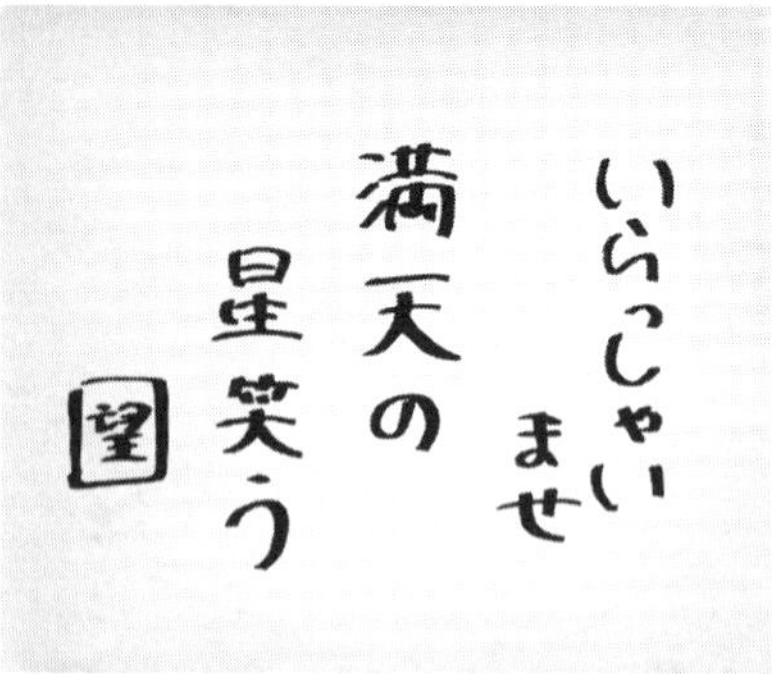

大阪からの一行を四万十川の河原で、接待したときでした。帰ろうとしたとき、空を見上げると満天の星が見事でした。「大阪にはない」と、なによりも星空に感激の様子でした。「満天の星笑う」、そのときにそんなふうに感じました。「嘆くか笑うか」で、大きく変わってきます。診察室の毎日で、ユーモアの大切さをいつも感じています。

介護における「不良」のすすめ

南国土佐と言われるのだが、土佐は山の国。けっこう雪が降る。ぼくの住む中村（四万十市）は四万十川が太平洋に注ぐまであと十キロの町なのだが、雪がよく降る。四万十川の雪景色も珍しいことではない。

五年ぶりの、妻の高校の同窓会があった。「みんな大変。二次会は介護の話ばかりだった」と、帰ってきた妻が言う。ぼくたちも、寝たきりの妻の父を半年間わが家で介護した。父の最期を家で迎えたことが、夫婦の大きな節目になった。

「できることはできるけれど、できんことはできん」、介護で悪戦苦闘しているひとにぼくは繰り返す。とくに子どもは都会、親は田舎にいる、この形のときに直接になにも手が出せないことがストレスになる。

電話では、お年寄りは本音を言わない。「大丈夫、いつもの通りにやっている。あなたこそ、元気？」と、どんなに大変でも明るい声で応対する。一人暮らしの不安を、診察室でよく聞く。「死ぬのはかまわないけれど、何日も発見されなかったら」と言うが、本音は違う。だれだって、死が怖い。

介護をしているひとは、認知症をはじめとして振り回される毎日で、くたくたのひとが多い。介護は、少しいい加減で、遊びごころがあって、こころが柔らかなひとが疲れない。「こうでなくては、こうしなくては」の気持ちはすぐいっぱいいっぱいになる。

直接に介護をしていなくても、一日に一回食事の介助や洗濯物を取りに行くことだけで、二十四時間しばられている感覚のひとが多い。「なにかのときには代われるひとを。一日はさぼってもいい気持ちを持とう。そこまでしなくていい」と、ぼくは不良のすすめを繰り返している。

子育てもそう、思った通りにゆかないのが、介護の現場なのだ。臨床のなかで、ぼくが一番鍛えられたのは、「思い通りにゆかないこと」だった。期待をすれば、はずされる。なんでもありの気持ちになって、初めて楽になる。介護も一緒だろう。

いのちは自然な流れのなかがいいと、いつも思う。本意でないのに、都会に引き取られてゆくひとの最後の診察はつらい。一人暮らしを介護保険のサービスや近所のひとが支えて、もし一人で亡くなっても、本人が望めばそれでいいとぼくは思っている。

「一人暮らしの孤独な死」では決してない。子どもの都合で、だれも知らない都会で歳をとってから同居して、適応できるお年寄りは何人いるだろうか。

ぼくの診療所から四万十川に沿って、三キロ上流に一人暮らしの九十五歳の女性がいる。自分はここで一人で死ぬと決めている。子どもは高知市にいるのだが、自分はここがいい、最期はぼくが診て家で死ぬのが一番と、明るく言う。

ヘルパーさんも訪問看護師もかかわっているが、不自由なのに明るい。「死ぬときは頼みますよ」と言うので、「まかせておいてください」とぼくも明るく答える。あまり動けないのに、庭には季節の花が絶えない。

ひとのいのちも自然のなかのもの、介護も自然な流れがいい。無理をしないで、「できることとできないこと」があって、当然だろう。

お年寄りを抱えているという、重たい気持ちの毎日になりませんように。

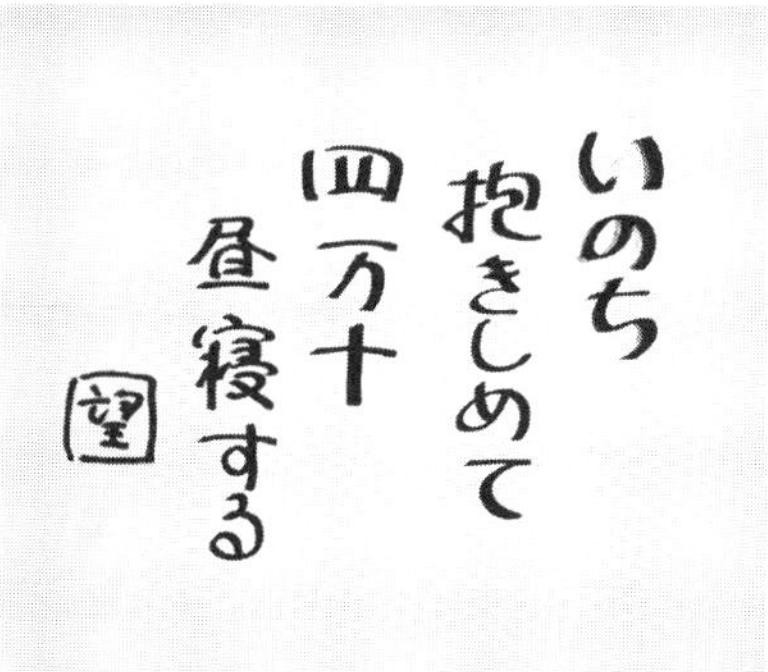

いのちを相手にすると、ついついちからが入ります。介護も子育ても、ちょっとばかりいい加減がちょうどです。いのちを抱きしめるプロのぼくも、実は午後3時ごろには患者さんの話を聞きながらとろっとすることがあります。ちからを抜いて、深呼吸も大切。何億のいのちをはぐくむ四万十川も、昼寝の時間がきっとあると思います。

「なんでもあり」がいのちの現場

四万十川は、日本最後の清流と呼ばれる。上流の観光用の屋形船に乗ると、鳥の声が川面を滑り、船から手を出して思わず川の水に触れたくなる。何度乗っても、ほっとした気持ちになる。

その一方で、増水した四万十川の迫力には圧倒される。沈下橋を乗り越える濁流となり、ふだんは広い緑の河川敷が消える。どこからこれほどの水がと思うほどの、川幅いっぱいの速い流れになる。

いつもは他人には見せないいのちの姿を、医療の仕事では目の前で見てしまう。かかわりが長く、深くなればそれだけ「生《なま》」のいのちと向かい合う。

「人間は大変。人間ってすごい」と、ずっとぼくは思ってきた。そして、いのちはきれいごとでは済まないといつも感じている。ぎりぎりのいのちとかかわりながら、不安の強いぼくは鍛えられてきた。不安は不安のままでいいと、思えるようになってきた。重症の患者さんで苦労しているときがぴりっとしていると、ぼくの妻は言う。

こんないいひとがなぜこんな病気になるのか、神様のいじわるとしか思えない場面に繰り返し出あってきた。ひとは病気になって初めて、普通のありがたさを感じるという。今までなんでもなかった景色に、こころが動くとも聞く。臨床の現場にいると、そんな気持ちをたびたび感じる。

第十回四万十川川柳全国大会で、高松市の泉岳志さんの句が入選した。メールで送ってくれた句を、ぼくが応募した。

「無数の手に支えられつつ息を吐く」

泉さんは進行性筋ジストロフィーで、人工呼吸器を使い、胃瘻《いろう》から栄養を注入している。在宅で、十五年が過ぎた。

ボランティア、訪問看護、訪問診療、いろいろなひとのかかわりのなかに泉さんのいのちがある。「息を吐く」は、泉さんは本当は呼吸ができないのだが、その気持ちが選者に通じたのがうれしかった。その泉さんとの人工呼吸器を使い始めるときの激論も、懐かしい思い出のひとつだ。

最期を看取るとき、とくに家族の関係がしっかりと見える。本人が家での最期を望む、それを家族がかなえてあげようとする、このなかでドラマが生まれる。ぼくはいつもそんなときに言う。「テレビドラマのようにはいきませんからね。ごちゃごちゃいろいろあってそれでいいのですから」

痛みのないように、苦しくないように、それは当然。きれいにきれいにと本人も家族も思うことはないと、ぼくは繰り返す。どんなに乱れても、それもいい。生きてきたように、気短なひとは怒鳴りながら、よそゆきでない毎日がいい。死に近いベッドの周囲の、自然な笑いもいい。しみじみの涙は、いのちにはよく似合う。

筋萎縮性側索硬化症(ALS)の患者さんの家に立ち寄った。泉さんのように、人工呼吸器を使い、胃瘻も使っている。「からだの動きが悪くなった」と、介護する妻がぼくに言う。本人はそれをじっと聴いている。ぼくは話を続けながら、硬くなった患者さんの足首を屈伸させていた。

帰ろうとしたぼくに、妻が言った。「先生、手を洗ってください。主人は水虫がありますから」、そこでみんなが大笑い。

四万十川の姿のように、ひとのいのちにもいろいろがある。いのちは、「いつでもなんでもあり」なのだ。

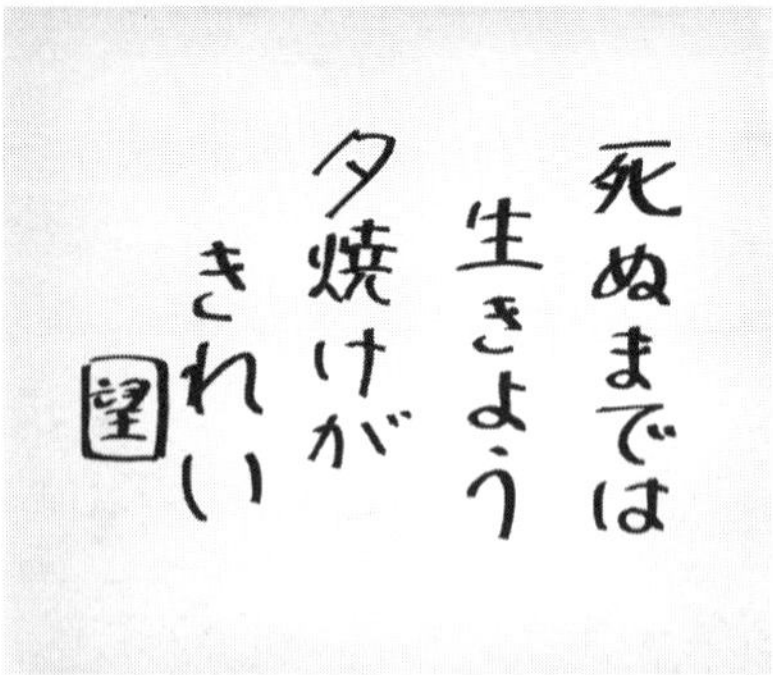

ぎりぎりのいのちとかかわると、人間の持つすごいエネルギーを感じます。それまで不安を口にしていたひとも、しゃきっとします。不安は想像するときが一番強く、その場面になればなんとかなるものです。四万十川の夕焼けを見ていると、ひとのいのちも自然のなかのもの、肩のちからを抜いて「死ぬまで生きる」気持ちになります。

生活習慣改善は、褒めることから

三月の四万十川の河川敷には、菜の花が咲く。三年前から「菜の花祭り」が地域のひとたちの主催で、ぼくの診療所の少し上流で始まった。

昨年の期間中には、二度会場へ行った。菜の花の黄と、柳の新緑と、川の青との対比が見事だった。菜の花の黄色の海で泳いでいるような、こころがふっと抜けるいい気持ちになった。

診療所は、冬の慌ただしさを引きずっている。「それではお大事に、元気でまたね」と、いつもの診察の終わりの言葉に「先生もお大事にしてくださいね」と、深々と礼をしながらの答えが返ってきた。午後の診察の最後の患者さんの突然の大きな声に、ふいをつかれて苦笑いした。

その患者さんは九十四歳。数年前に大腸癌の手術をして、人工肛門をつくった。しばらくは慣れなかったが、このごろはいたって元気。今日は週末がなんとなく不安なのでと、久しぶりに娘に連れられての受診だった。

冬の診療所は、ちょっと殺気立つ。風邪の患者さんが多く、診察室と点滴室とのあいだを、ついついぼくが走る。それを目にする患者さんが、診察の最後に言葉をかけてくれる。これが、うれしい。「先生もちょっとは休まんと」「お昼は食べたんですか、ちゃんと食べんといかんよ」「今日は混んでるから、顔を見に来ただけです。診察はいいです」とか、気配りの言葉を聞くと、恐縮してしまう。

風邪の診療は、そのうちひと段落する。地域のかかりつけ医の大きな役割は、生活習慣病を診察、治療すること。高血圧、糖尿病など、自覚症状のないひとたちに、受診を続けてもらうのに苦労する。

お年寄りとはゆったりと世間話を交えながら、「また来てくださいね。待っています」でいい。これはまだ、気持ちが楽。

仕事を持っているひとたちに、受診してもらうのに工夫がいる。ぼくは、徹底的に褒めまくる。まずは「受診していただいてありがとうございます」から始める。受診してもらわないと、始まらない。血糖も、コレステロールも測らないとわからない。

生活習慣の話は難しい。土佐は酒の国。「お酒はどうですか」「ビールを三缶」「三百五十ですか」「いいえ五百です」「それだけですか」「いえ、それは帰ってすぐにで、あと食事のときに二缶。寝る前に一缶」「それだけですか」「それに、たまに焼酎をお湯割り二杯ほど」、酒の好きなぼくでも、のけぞる会話がある。

食事、運動など、生活は指摘だけでは変わらない。血圧や検査成績が良かったら、一緒に喜ぶ。「この調子この調子。来月も待っています」。値が悪かったら、「今日はちょっと残念。来月を楽しみにしています」と患者さんに明るく話をする。

診察を受けて、いくらからだのことといっても叱られて帰るのはつらい。言い訳を患者さんから聞くのは、ぼくもつらい。

褒めて褒めて、その気になって生活が少しでも変わればいい。禁煙、節酒、食事、運動、生活を変化させるのにはちからがいる。繰り返し繰り返しひとつだけでも褒めて、少しのおすすめをして、また受診してもらう。

患者さんに、強くは言えない。ぼく自身が持続力のない気の弱い性格だから、いろいろぐちゃぐちゃ言われたらつらいもの。

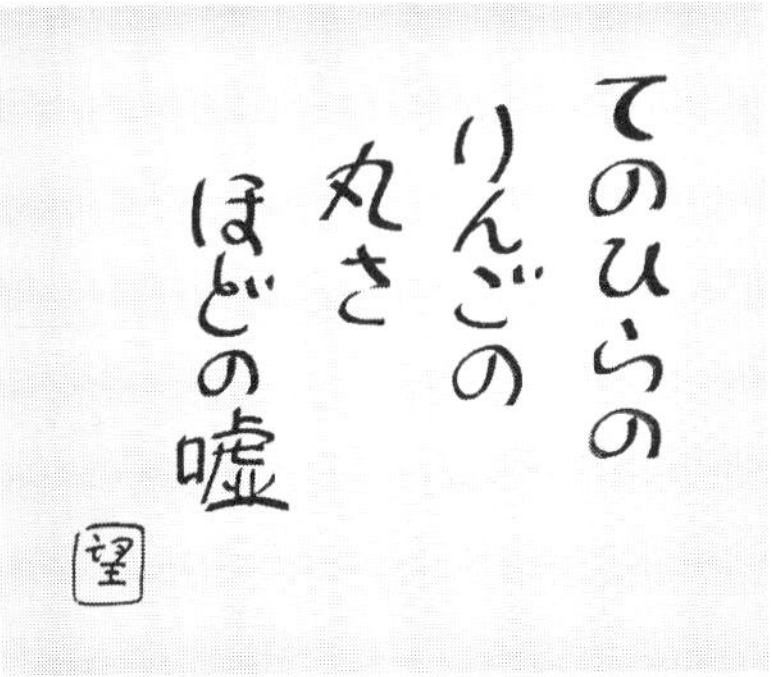

診察室で尋ねる酒の量に、本当の答えはまずありません。「それだけですか」に苦笑いをしながら、だいたい「その上に……」になります。きちんと問い詰めると、ぎすぎすしてきます。話のなかの少しの嘘《うそ》も、人間らしくていいじゃないかと思います。話のおもしろいひとは、「りんごの丸さ」のような快いゆったりの嘘があるはずです。

都会の大病院では得られないもの

　四万十川の堤防を右に折れて、山に向かってすれ違いのできない一本道を走る。「どうぞ、対向車が来ませんように」、運転の得意でないぼくは神様仏様に祈る。地元のひとは、ずいぶん手前のすれ違いのできる場所でちゃんと待っていてくれる。これがうれしい。

　山に沿ってしばらく走って、急に集落が見えてくる。ガードレールのない川に沿った一車線は、何度走っても怖い。庭に車を止めると、ひと仕事終わった気持ちになる。

「先生、これを持って帰ってください。わたしが作った漬物です」。部屋に入って往診鞄を肩にかけたままのぼくに、ビニール袋を指さしていきなり声がかかった。

　先月の訪問のときに、庭にたくさんのみかんの皮を干していた。「あれはどうするんですか」と聞くぼくに、「漬物を作るときに、入れるといい香りになります」との答え。それを覚えていて、ぼくの往診を待っていてくれたのだろう。

九十二歳と八十八歳の老夫婦。夫は脳梗塞で、それに耳が遠く、ぼくとの会話は成り立たない。同じ敷地に子どもたちの家もあるが、昼は二人で過ごす。夫は寝たきりで、妻は膝の痛みが強くて歩くのが大変だ。それでも、電話をしても出ないことが多く、そんなときには畑に行っている。

一昨年のインフルエンザの予防接種のときには、本人が嫌がって格闘になった。最後には注射の液が、布団の上に飛び散った。昨年は、「よく言い聞かせていますから、今日は大丈夫です」と妻が言う。そうはいうものと思いきや、妻の言う通りあっけなく済んだ。「ほら先生、わたしが言い聞かせればちゃんとわかるんです」と言いたそうな、ぼくを見る妻の満足な顔がおもしろかった。

よくこれで生活が成り立つものだという老老介護がある。いろいろな工夫をしていること、おおらかで明るいこと、ここらあたりがこつかな。自然な感じが、とにかくいい。それでもいろいろな嘆きがある。本音の話の迫力に、ぼくは落語を聴くように身を乗り出す。なにせ、戦争中の話までさかのぼるのだから長くなる。

医療の世界では、医師不足が言われ続ける。ここ四万十でも同様で、四万十市立市民病院の内科医は、たった二人（二〇〇九年十二月現在）になった。二〇〇八年四月には四人、その前には七人いた。

古い話になるが、ぼくが医者になったころは、医局長の命令が絶対だった。「小笠原君は、給料が安くてもいろいろできるところがいいと言っていたよな」と、突然に医局長に言われた。別の田舎の病院への赴任が決まっていたぼくが、高松赤十字病院へ差し替えられたのは、そのひと言だった。離島にも山の診療所へ行くのも、医局長のひと言だった。

ぼくは都市の大病院で経験を積みつつ、「大病院の田舎医者」と自称していたから、生意気なものだった。そして、本当の四万十の田舎医者になった。こんな一車線の道を走る、楽しい診療を若い医者にも経験させてあげたいとよく思う。

往診車のなかのビニール袋は、匂いがだんだん強烈になってきた。最後の家の訪問を終わって車に入ると、ちょっと耐えられないほどになった。窓を開けて漬物の匂いを振りまきつつ、四万十川の堤防を走ってぼくは診療所に帰り着いた。

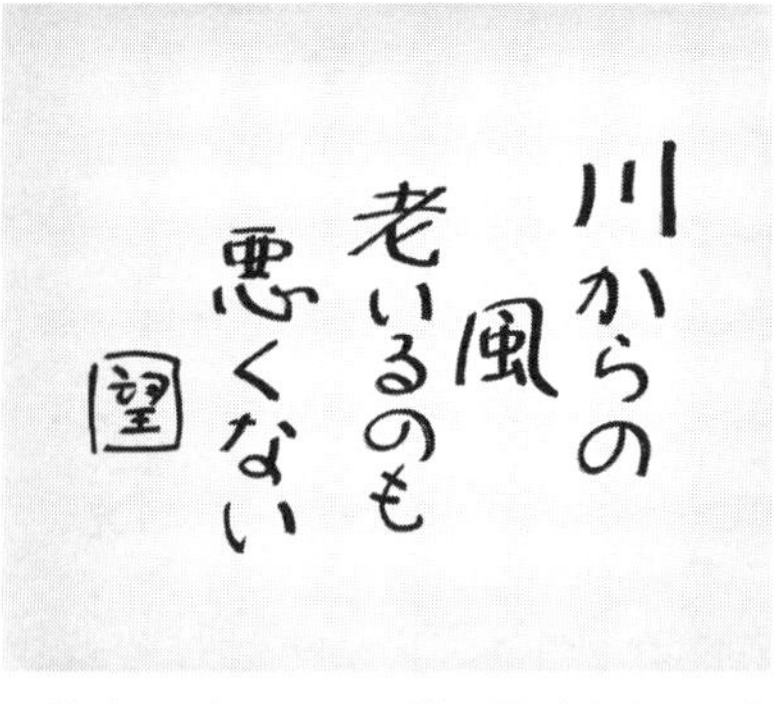

物忘れがあったり、膝、腰が痛くて不自由でもそれを笑い飛ばす明るいお年寄りがいます。老老介護の現場も、暗くて悲惨なばかりではありません。自然とともに生活があると、なんとなくほっとします。老いることは避けられませんが、工夫したり、発想を変えてみると、悪いことばかりではないと毎日の診療でそう思います。

毎日がライブ感覚　診察室のやりとり

「先生、ちょっとすごいです」と、困ったようなおもしろがった顔で、問診を済ませた看護師さんがぼくに言う。

その患者さんは、九十二歳。いろいろな医療機関を回って、ぼくの診療所を初めて受診した。問診表は、患者さんの文字と看護師さんの書き込みでびっしりだった。

「どんなでしょうか」、ぼくの問いに患者さんが話し始めた。待ってましたとばかりに延々と言葉が続く。手にメモを持って、それを読みあげる。病歴は戦争前から。症状は一から十二まで、詳しい解説がある。

看護師さんの、にやっとした意味がわかった。この患者さんにぼくがどう対応して、どこで終わるか。ここが腕の見せどころ。

「今、なにが一番困りますか」、ひと区切りになって、ぼくが口を挟んだ。「それは便秘です」「そうですか、そしたら今日は便秘の作戦を考えましょう」と、便秘への対処を話した。ぼくの話に、繰り返し繰り返し確認がある。しっかりしているから、納得しないと次に話が進まない。「今日は、この四番までの話を聞かせていただきましたから、この次は五番からにしましょう」と、話を終わろうとした。もっと話したそうな顔だったが、診察室の机にはカルテがまだ何枚も並んでいる。

「今日の薬がなくなる前においでてください」と最後の言葉を言っても、腰があがらない。「待っていますからね」と、もう一度言葉を重ねて長い診察が終わった。

話の終わりには気を遣う。どれほど長く話を聴いても、最後がぷつんと切れると患者さんの気持ちはぶち壊しになる。

この患者さんは、二週間後に診察に来てくれた。二週間の便の出方を、緻密な表にしていた。前回の続きの四番目からの話にはならず、便の話でひとしきり。「この方法でやりましょう。また、おいでてください」で、終わった。「先生が頼りです」、最後は意外な言葉だった。

最近、こんなことも。休日に、カルテの整理をしていたら、「痛い、痛い」と、中年の男性が連絡なしに飛び込んで来た。

診察をして、超音波の検査をした。「尿管結石だと思います。痛み止めの座薬を使います」と、点滴をしながら、座薬をぼくが入れた。前も尿管結石で治療を受けたことがあると、あとから話があった。

一時間たっても、痛みが取れない。「看護師はいないのか」と言う。「今日は休みで、ぼく一人です」「ああそうか、今日は休みか」と納得。「痛い。なんとかならんのか」と声が荒くなる。「総合病院へお願いしましょうか」「そこも休みだろう」「救急の患者さんは診察してくれます。看護師さんもいますし」。「救急車を呼びましょうか」と言うぼくに、「それはいい。電話一本、病院にかけておいてくれ」とのこと。

当直の先生に電話でお願いした。紹介状はいらないと言う。帰りに支払いをと言うので、「ごめんなさい。今日は休みで、計算できないから後日に」と答えると、「また来いというのか」と、お叱りを受けた。最後までまったくかみあわなくて苦笑い。

認知症の患者さんと付き添いの家族とぼくの三人のやりとりも、すごくおもしろい。しみじみの涙も、ぐっとくる。なにが出てくるかわからない、ライブ感覚の診察室のやりとりをぼくは楽しんでいる。

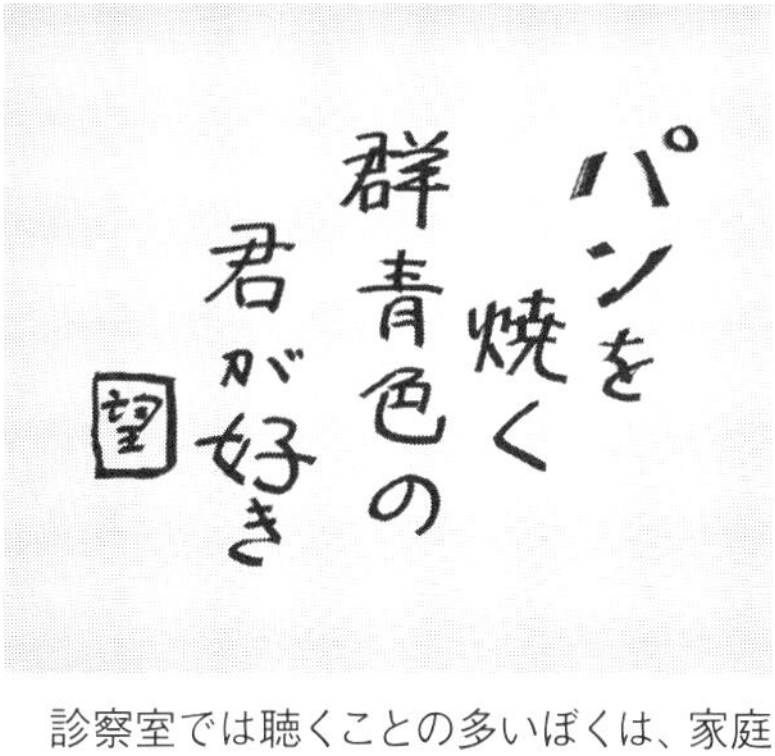

診察室では聴くことの多いぼくは、家庭ではよく喋ります。「男はもっと黙っているほうがいい」と、妻に言われるほどです。診察室のやりとりで鍛えられたぼくは、言葉はいくらでも出てきます。「大好きです。あなたのおかげです。どうぞぼくを捨てないでください」と、妻に缶チューハイを注ぐこともまれではありません。

こころの元気の秘けつ
「すこうし」いい加減

土曜日の午後、診療所の二階から四万十川をぼんやり眺めることがある。患者さんとの話をあれこれ思い出しては、「人間は大変だ」と、こころのなかでつぶやいている。人間が嘆こうが、怒ろうが、川の表情は変わらない。ぼくの目の前で、ゆっくりとした蛇行をいつものように繰り返している。

ぼくは、こころのマッサージ師を自称している。四万十川の自然のなかで、みんなゆったりとこころ豊かに暮らしているかというと、田舎にもストレスがいっぱいある。それも田舎だからこそのものもある。

山あいの行き止まりの集落では、今日はだれが出かけて、だれの家にひとが来ているかが、お年寄りの話題になると聞く。「監視されているようだ」と感じる、若い世代の嘆きは切実だ。

診察室で話を聴くと、こころがちがちになっているひとがいる。こころが大変になると、どうしてか「白か黒か」をつけたがる。「仕事を辞めないと楽にならない」と口にする。「休むのはどうですか。診断書を書きますよ」と言うと、はっとした顔になる。休むことは考えずに辞めるか、頑張るかしかあたまになくなっている。

ぼくは両手を広げて、そしてだんだんに狭めてからだの前で手を合わすようにする。「こころがこんなに、こうでないといかんという状態なんでしょうね」と、「まあまあでやりませんか」の話に乗ってこない患者さんに、大きな動作をしてみせる。診察に来る前日は眠られないという話も聞く。こころに元気がないと、いつもはなんでもないことが気になるのだろう。

こころのつぼは、「それは大変でしたねえ。もうそんなに頑張らなくてもいいですよ」のひと言。ここを押すことから始める。言葉はゆっくり、間合いを詰めないで話をする。お年寄りにはとくにそれに合わせた調子で、若者には説教調と遠いちょっと不良っぽい言葉を使う。「ちょっと向こうを向いて」と、肩凝りのひとの椅子をくるりと回す。そして、肩に手を置く。しばらく本物のマッサージをする。「凝ってますねえ。大変ですねえ」と、からだのちからを抜く話をする。からだのちからが抜けると、こころも柔らかくなる。こころにもタッチ。からだにもタッチする。

「先生、また来ました」と、軽い調子で診察室に入ってくるひとがいる。椅子に腰を掛けてからの話は重たい。障がいを持つ子どものこと、嫁姑、介護のこと。昼と夜の掛け持ちの仕事のこと。学校の先生の疲れは、なんとかならないかと同情する。

診察室で、適度ないい加減のすすめをぼくは繰り返す。「しんどいときには先のことは考えない。今を最小限のエネルギーでなんとかするだけでいい」と、ひたすらこころをマッサージする。診察室を出てゆくときに、少しでもほぐれた顔になるとうれしい。

こころの元気を抜いての健康はない。不自由なからだでも、こころの元気なお年寄りに教えられることが多い。

毎日の畑仕事を晴れたら半日、雨ならゆっくりする。子や孫にできた野菜を配るのを楽しみにしている。腰が曲がろうが、膝が痛かろうが、歳をとるとはこんなものとの達観がすがすがしい。

こころは柔らかで、ふにゃふにゃがいい。

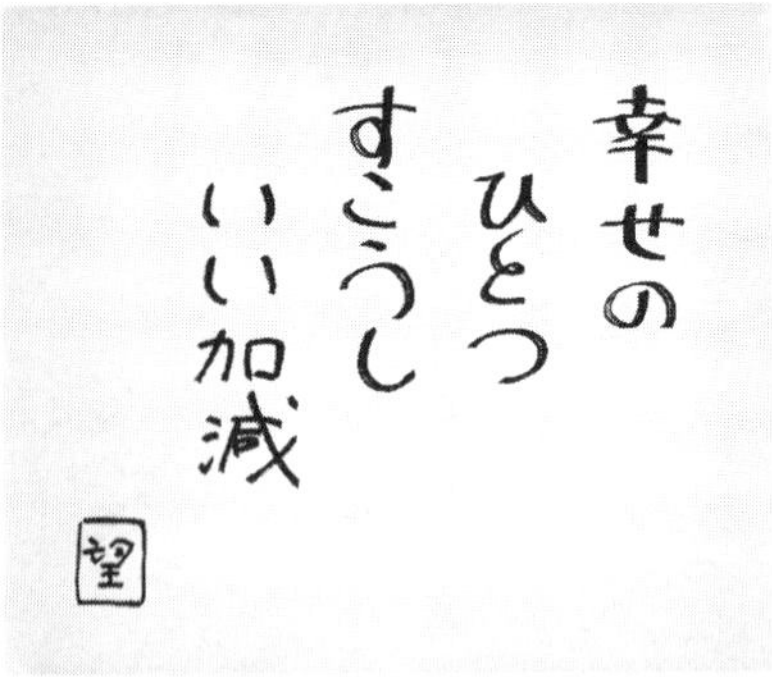

まあるいこころも、四角なこころも疲れます。ふにゃふにゃなこころがぼくのおすすめです。「そうかもしれない」と相手の言葉を、柔らかく受け止められると楽です。すこうしいい加減で、こころはちょうど。子どものころはきちんとしていたぼくですが、部屋はすこうしを通り越してぐちゃぐちゃになって、足の踏み場に困ります。

使いたいのは素直な言葉

四万十川の堤防を、早朝に散歩する姿をたくさん見る。なかには手に傘を持って、雨に備えているひともいる。「降ったら降ったで、濡れるだけ」と寝起きのままのシャツで歩くぼくは、苦笑いしながらすれ違う。ポケットのラジオを響かせているひとも。

「先生の顔を見に来ました」、久しぶりの患者さんがにこにこして診察室に入ってくる。ぼくも思わず顔が緩んで、肩のちからが抜ける。「顔を見たから、しばらく元気にやれそうです」と、いっときのあれこれの話のあと診察室を出てゆく。

なじみの患者さんとの、病気以外の会話がうれしい。汽水域の海苔のできぐあい、しらす(うなぎの稚魚)の取れ方、今年の鮎の様子とか、その時々の川の様子を話してくれる。現役の川漁師さんも来る。

もう十年になるだろうか、毎週決まって金曜日の夕方に受診するひとがいる。一週間の様子を話して、そして雑談になる。

「二週間に一回にしましょうか」と、調子の落ち着いた何年か経ったときに言った。「一週間に一回がわたしのペースにぴったりですので、このままのほうがいいです」との答えだった。今も、片道三十分の通院を続けている。

柔らかなやりとりがいい。重たい話の最後のにこっとした顔を見ると、よかったとこころからほっとする。学校に行けない中学生が来る。診察に来るだけで、まずは第一段階終了。ぼくはひたすら、「こんな大人もいるから、心配しなくてもいいよ」と、ちょっと不良っぽい話をする。

ぼくには、精神療法はできない。ひたすらこころを揉《も》みほぐすように雑談をする。また来てくれると、うれしい。「学校はまあいいから、元気にあなたらしくなろう」がぼくの口癖だ。にこっと笑ってくれるまで、あれこれ話題を探す。親とは違う、学校の先生とも違う、そんなゆったりした気持ちで子どもと向かい合う。

発想の問題もだが、言葉が素直に出ず「このひとは損をしているなあ」と思うひとがいる。変に明るい言葉、理屈にどんどん入ってゆく言葉は切ない。素直に「うれしい、悲しい、切ない、腹がたつ」がいい。

素直な言葉を持っていると、こころが立ち直りやすい。わあわあと大変だというひとが、けろっと元気になる。素直に表現しないひとが、つらいこころを引きずってしまう。

思春期もお年寄りも、どの世代のこころも大変だ。Uターンのひともターンのひとも、意外と苦戦しているひとがいる。のんびりでいいかというと、田舎も大変だ。

「わたしほどしあわせな者はおらん。道の向かいには子どもが住んでいて、三男も日に日にのぞきに来てくれる」、お年寄りが繰り返して口にする。物がなくなったと、いつもなにかを捜している。認知症なのだが、言葉とは全然違う不安な気持ちが顔にある。

「もっと頼ったらいいよ。心配なことは心配と言ったらいいよ」と言うと、「わたしほど……、道の向かいには……、三男も……」の同じ話を口にする。

建て前の言葉はいらない。率直な気持ちを口にしたい。在宅医療のきれいごとでなく、どろどろした世界のやりとりがぼくは好きだ。

言葉を大切にしたい。伝えないとこころはわからない。

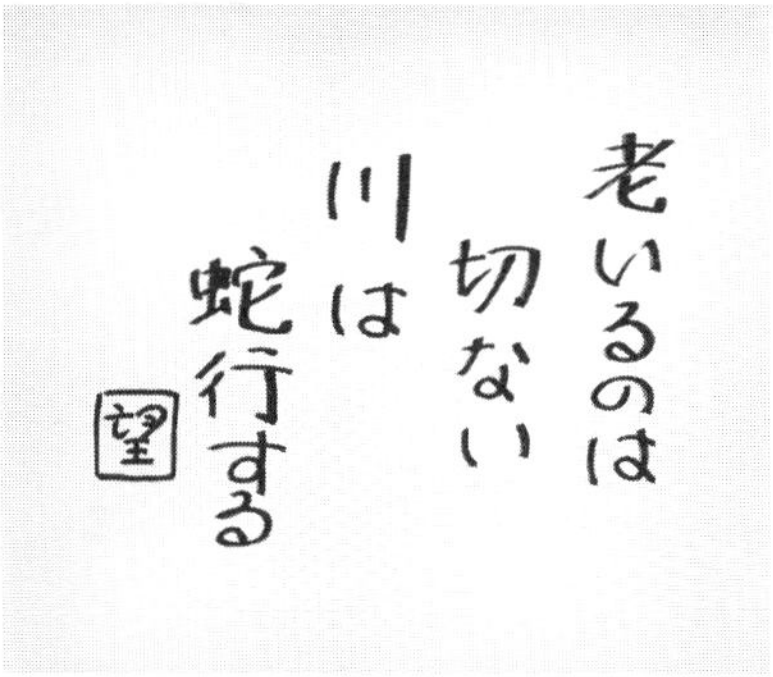

薬の名前が思い出せなくて、診察が止まってしまうことがあります。どうしようもないと、看護師さんに聞きます。笑われます。そんなとき、老いを感じます。ぼくは「アラカン」の年齢なのですが、これからが不安です。できていたことができない切なさを、大きく笑いながらぼやきながら歳を重ねようとこころに決めています。

いま一度考える在宅医療のあり方

「へぇ、そんな気持ちになれるのですか」と、認知症のひとの細かな心持ちの話から、町の噂話まで、ぼくは臨床のやりとりをおもしろがっている。とくに、四万十の自然を感じながら、ゆったりと時間が流れる在宅の医療は心地よい場面が多い。

そんななかで、「あっ、しまった」と、思わずこころのなかで叫ぶ場面がある。ぼくは医療の現場で冒険をすることは少ないが、判断の間違いがやっぱりある。

つい先日のこと。しだいにからだの動きが悪くなる、多系統萎縮症の寝たきりに近い状態の患者さんだった。あたまの下がるこころのある介護を、妻がずっと続けていた。七十八歳、車椅子に座るのがやっとだった。訪問診療を始めて、四年になった。

誤嚥性《ごえんせい》肺炎だろう、何度目かの発熱があった。「入院するかどうか」の話し合いをした。今までも、その都度しのいできた。家族の希望を聞いて、「もう少し家でやろう」と決めた。カテーテルで吸引すると、ずるずると汚い色の痰《たん》が引けた。抗生物質を入れて、点滴を始めた。熱が出て、二日目の朝だった。診療の始まる前に、ぼくは往診をした。呼吸の状態は悪くない。熱も下がってきていた。ただ、呼びかけても返答はない。

診察のあと、痰の吸引をした。気管までチューブを入れて、ずるずると汚い痰を引いた。もう一度、ぼくは深くチューブを入れた。十分に痰が取れた。

「よかった。これでしばらくごろごろはいわなくなるし、熱も出ないかもしれない」と、ベッドを背にチューブを仕舞っていた。周りの家族がのぞきこんで、ざわざわし出した。呼吸が浅くなって、そして止まった。

「息、していない」、家族から声があがった。ぼくは在宅では決してしない、胸を押して人工呼吸をした。心臓は動いていたが、しだいに心拍は遅くなり、そして止まった。

在宅医療の自然な流れを、なによりもぼくは大事にしている。住み慣れた家でのゆったりした最期を一番だと思ってきた。急ないのちの最期を、それもぼくの処置で迎えることになったのはつらかった。

聴診器を胸にあて、瞳孔を見て、臨終を告げた。家族には覚悟はあったが、あまりにもあっけない最期だった。療養の期間が長かっただけに、ますますぼくの気持ちは申し訳ない気持ちになった。

診療が終わらず、通夜に遅れて行った。家族は食事に出ていて、一人残っていた娘にあいさつした。「急な最期になって、申し訳ありませんでした」と、ぼくは詫びた。「先生が気にしているのではないかと、母が心配していました」との答えだった。

どんなに注意していても、臨床には「あっ、しまった」がある。総合病院へ紹介する判断の遅れ、見落とし、そのたびにこころが重たくなる。在宅医療は、医学的な部分と、本人や家族の気持ちを考えて、どちらを優先するか迷うことがある。そして、その考えすぎが、「あっ、しまった」につながる。

痰の吸引の直後に亡くなった患者さんの妻が、先月の大野内科健康教室に参加してくれた。「時間ができるようになりましたから」と、帰り際ににこっとしてくれた。

許されている自分を感じて、少しだけぼくは救われる気持ちになった。

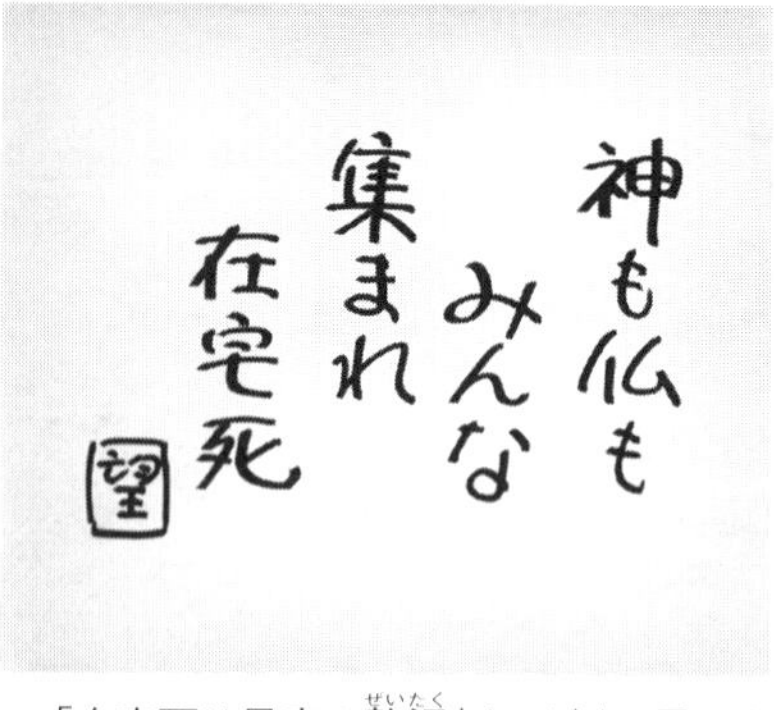

「在宅死は最高の贅沢《ぜいたく》」と、ぼくは思います。家で死ぬというきっぱりとした本人の決意、それを支える家族の強い想い。そして、それをお手伝いする看護や介護のひとたち。いつも、神様も仏様もちからになってくれるものはみんな集まって、みんなでいのちの最期までやってゆこうという気持ちになります。一人ひとりがいつもドラマです。

どんなにつらくても
そのうち舞台は回る

一年に四回、社会福祉協議会の仕事で四万十川上流の旧西土佐村（今は四万十市に合併）に向かう。もう三年続く。前日まで土砂降りでも、その日はいつでもピカピカの晴天になり、四万十川の景色を堪能する。

四万十川沿いの幅の狭い道路は、地元では有名。ぼくの運転では自信がなく、往診車で途中まで行って迎えに来てもらう。

今日は初めて、ぱらぱらと雨模様になった。途中の屋形船の乗り場には、運航中との看板が出ている。しかし、きのうからの雨で道から見下ろす四万十川は、旅人には失礼なほどの濁流になっている。

西土佐では、ぼくは午前に高齢者の生きがい教室のひとつの川柳教室を担当して、時々午後には引き続いて地域で講演をする。「こころもからだも元気で長生きをしよう」と繰り返して話す。いのちにはしみじみがよく似合うとも、いのちの最期を見てきた経験を伝える。

診察室のやりとりも好きだが、講演会も大好き。小学生から老人クラブまで、時間が空いていたらなんでもひき受けていた時期があった。歌手のスポットライトではないが、お年寄りの腰の伸びないスタンディングオベーションのなかを退場するとき、講演はやめられないと思ってしまう。

高校生は、あとから感想文を送ってくれる。私語が多いのに、ぼくの気持ちは届いている。「舞台は回る」の言葉がこころに残ったと書いてくれる生徒が多い。

「どんなにつらくってもそのうち舞台は回ります」、診療所の待合室にぼくの口癖である言葉の額を掛けている。

「先生、待合室のあの額が今日はやっと小さく見えました」と、診察室で患者さんが口にする。三カ月前に、つらい気持ちで来た初めての日には、その文字が大きく見えて涙が出たと言う。少しずつ元気になって、今日は普通の大きさになったそうだ。それから、あのころの大変な気持ちをたくさん話してくれた。

「舞台は回る」、この言葉を診察室でも講演会でもよく使う。つらくても、自分一人でもがかない。舞台から降りないで時間をかけていたら、自然と舞台は回るからとつらいこころにエールを送る。

雪の津軽の学生時代の気持ちなのか、大好きな中島みゆきの「時代」の受け売りなのかは定かではないが、医者になってすぐのころから、この言葉を使ってきた。

「あれから三年です。わたしの舞台はいつ回るのでしょうか」と、患者さんから手紙をいただいたこともあった。そのひとの舞台はやがてきちんと回ったのだが、昨年からその患者さんの姉が受診を続けている。その姉にも同じように「そのうち舞台は回ります」と繰り返して話す。二十年以上経って、同じ言葉を繰り返すぼくにちょっと苦笑いする。

ぼくは講演をしながら、自分に言い聞かせたり、確認していることに気がついている。どん詰まりになっても、ぼくの舞台は回ってきた。泥臭くて、かっこよくはないけれど、なんとかなってきた。医療の現場はおもしろいのだが、一対一でしか成り立たないから効率は悪く、どうしようもない場面では切ない気持ちになることが多い。

「そのうち舞台は回る」、ぼくはぼくにそうつぶやいている。

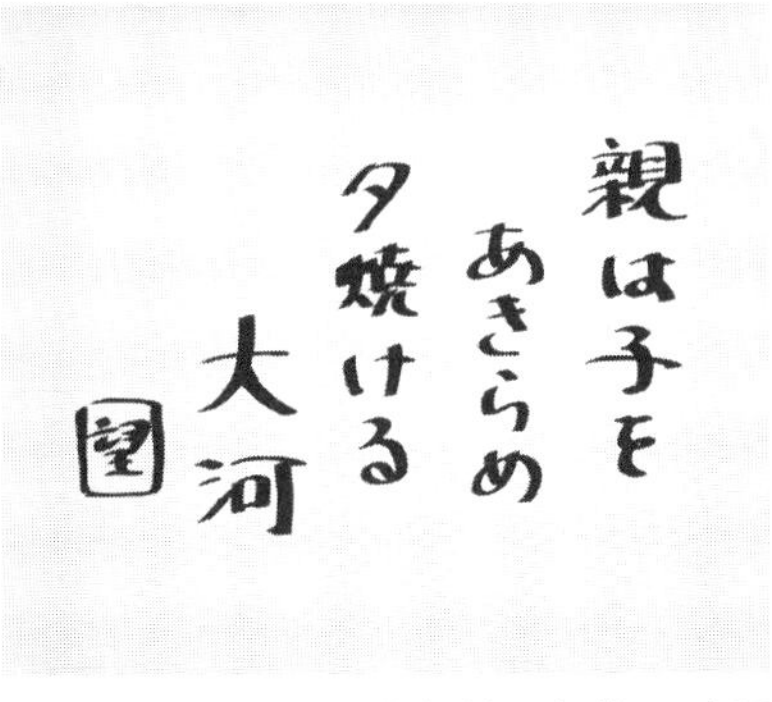

四万十川に架かる赤鉄橋の歩道で、夕陽を見ているひとがいます。都会に住む子を思っているのでしょうか。定年になったら、子は田舎に帰ってくると決めているお年寄りがいます。子どもに期待をすると、落胆が待っています。「親は親」「子は子」と、しがみつかなければ楽になるのにと思います。自然な流れが一番、四万十川の夕焼けはそうささやいています。

コラム　小笠原望というひと①

医療を超えた医療

安藤幸代さん（六一）
高松赤十字病院　副院長 兼 看護部長
（一九七七年～九七年　高松赤十字病院に著者勤務時の同僚）

小笠原先生が当院に赴任したのが一九七七年一月。私は同年の四月。医師と看護師の間柄ですが、なんでも言い合える「同期」で「仲間」です。酒席では、医療に対する思いをいっぱい聞かせてくれました。私の披露宴の司会もしてくれたんですよ。二人で会場への打ち合わせに向かう車内で「よそからはどう映るかなあ。もしここで事故を起こしたら、不倫っていわれるかなあ」とにやにやしていたのが忘れられません。

思い浮かぶのは、いつも病院中を走り回っていた姿です。どの科の先輩医師もなにかあれば「小笠原を呼べ」。人柄でしょうね、とにかく可愛がられ、重用されていました。麻酔科の先輩医師には挿管方法や急変時の処置を、消化器科では内視鏡の扱い方をといった具合に、専門を超えていろんな技術を教えてもらっていて、先生自身が器用なこともあり、どんどん吸収していました。

走り回るその手には、看護学生手作りの手提げ袋が。当時は病院附属の看護専門学校があり、小笠原先生はその教壇に立っていました。講義を脱線して持論を語ったり、ときには歌ったり（笑）、看護学生の相談にも乗ってくれるから、もう人気は絶大。普段は医療器具が入っている袋は、バレンタインデーにはチョコでいっぱいになっていましたよ。

今でも毎年七月に、新人看護師への講演をお願いしています。ちょうど疲れや迷いが出る時期の新人看護師たちを「ぼくもこういう時代があったよ。頑張った自分を認めてあげよう」と言葉で抱いてくれ、毎年のように泣かせてくれるんです(笑)。

「ぼくは高松赤十字病院の看護師さんたちの〝作品〟です」とよく言ってくれます。私たちも先生にたくさん教えられ、勇気づけられました。医師はデータや症例に基づき、主に科学的な視点から医療を行いますが、看護師は少し違います。病状だけでなく、患者さんを取り巻く家族や境遇など「どろどろした」面もひっくるめた上で、どう受け止めるか。小笠原先生はそれを理解し、行動に示してくれました。経管栄養のチューブを、食事のたびに入れて、食事時間が終わったら抜いてほしいという神経難病の患者さんのため、半年間毎日その要望に応じて休みの日も通い続ける。東京のオセロ大会に出たいと願う人工呼吸器の患者さんに付き添って飛行機に乗る。もう、医療を超えていますよね。「こういうことをやってあげれば、患者さんは喜んでくれる」とわかっているのに、責任の所在などが気になり、踏み出せないもどかしさを看護師は常に感じています。そんなときは「ぼくが責任を取るから、みんなで一緒にやろう」と背中を押してくれました。看護師として、患者さんのためになにかができたという実感を積み重ねられたのは、小笠原先生と一緒に働けたからこそです。

(談)

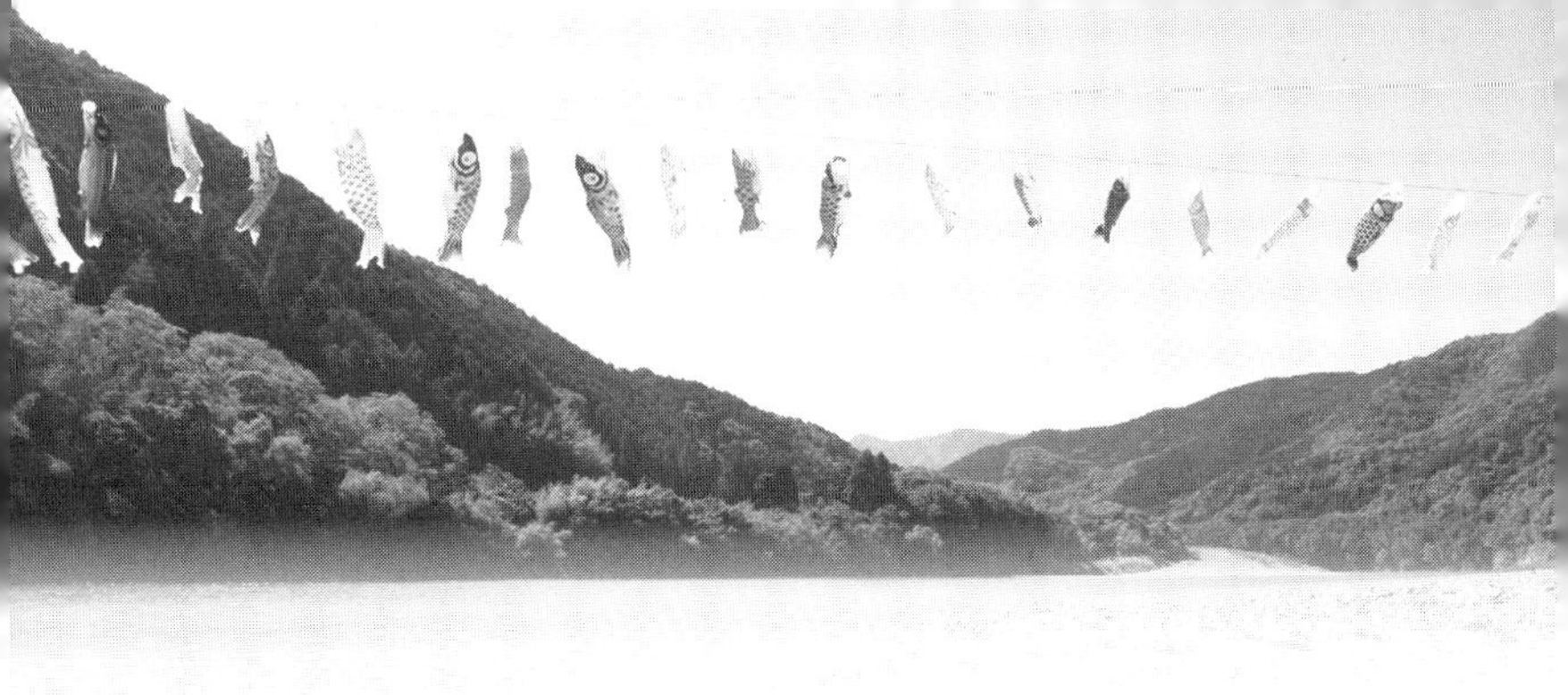

こころのマッサージ

第2章―2011年～2012年

出あういのちがあり見送るいのちがある

十二月一日が、四万十川下流の落ち鮎漁の解禁日。かつては、赤鉄橋の付近には夜明けとともに数え切れない釣竿が見られたらしい。今でも、たくさんの車を河川敷に見かけるが、昔はこんなものでなかったと地元のひとは言う。

解禁日の夜、火振り漁の舟に乗せてもらった。十艘《そう》を超える舟が、川幅いっぱいにサーチライトを点《つ》けて、鮎を追うのは壮観だった。

ただ、漁の準備のための川に網を掛けるあいだは、漆黒の闇のなかだった。「下ろしてくれませんか」とお願いしたい、川に飲み込まれそうな恐ろしさがあった。漁のあと、二人乗りの舟を川原で下ろしてもらった。迎えの車から見下ろす四万十川は、一面の靄《もや》にいつの間にか包まれていた。

年の暮れが迫ってくると、一年に出あったいのち、見送ったいのちをあらためて感じる時間がある。毎年、そんな気持ちになる。

今年は、森計二君との別れがあった。森君は、十九年七カ月を、人工呼吸器を着けて高松赤十字病院で生き抜いた。「哲人、森計二君」と、ぼくはいつも呼んでいた。

森君は、進行性筋ジストロフィー。二十歳の大学生のときに風邪を引いて、呼吸困難になった。それまでは、筋ジストロフィーの患者さんは自力で生きられるだけ生きて、機械の力を借りずに最期を迎えていた。

森君の呼吸が難しくなったときに、「どうする、このままだと長くは生きられない。人工呼吸器を着けたらなんとかなると思う」と、ぼくが問うた。口数の少ない森君は答えない。そのうち意識がもうろうとしてきて、またバッグを使った人工呼吸を続けた。意識の戻った森君にまた聞いた。「どうする」。今でこそ、患者さんの自己決定権と言うけれど、二十歳の青年には酷なことだったと思う。

しばらく黙ったままだった。母に促された森君の口から、「人工呼吸器を着けてください」との答えがあった。ぼくは気管内挿管をして人工呼吸器をつないだ。

ここから、二十年の歳月が流れるとは主治医のぼくは想像していなかった。看病する母は、八十歳を超えた。この二十年間、母は外出することはあっても、家で眠った夜は一度もなかった。

人工呼吸器を昼にははずせるようになり、近くの公園への散歩から始めた。デパートの屋上のオセロ大会の出場。広島の中国四国大会。そして、全国大会への東京遠征も一緒にした。それも、二年続けてだった。

航空会社への協力の手紙を、二人で書いた。森君の母に、ぼくは障がいを持つ子の家族の気持ちがわかっていないと、鋭く批判されたのも懐かしい。

最後の外出が、市民会館のコンサートだった。みんなが総立ちのなかで、森君の痰を気管切開口から取っていた。

四万十にぼくが移って、主治医は後輩にひき受けてもらった。病院の在院日数が言われる時代になり、長期の入院が心配だった。看護部長や院長にも入院の継続をお願いしていた。気胸と感染症を乗り越えつつ、森君のいのちはベッドの上で静かに燃え続けた。そこにいることだけでいのち、そんな感じがぼくにはしていた。

二週間前に、病室を訪ねたのが最後になった。「生きるとは」を教えてくれた、このページでは書き尽くせない森君とお母さんとの想い出が、ぼくの胸にはある。

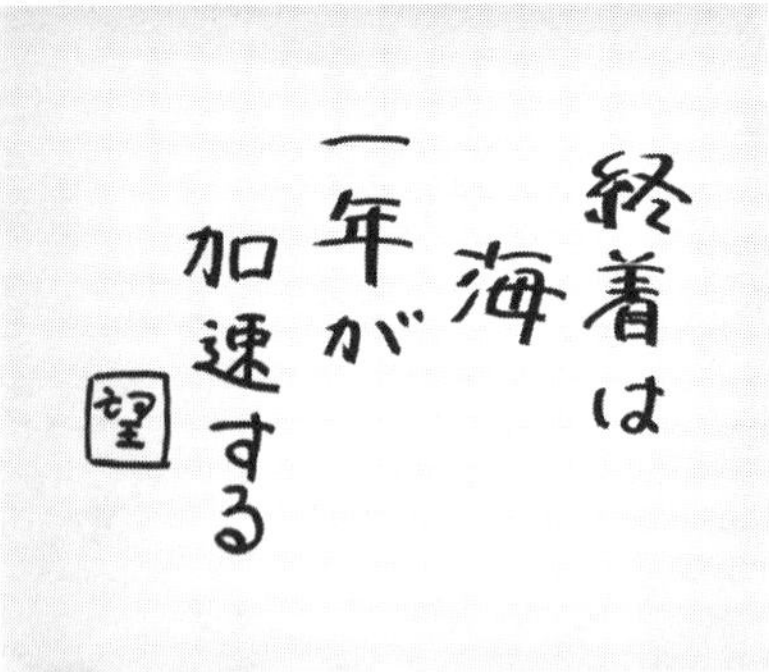

「若き青年医師」だといつまでも思っていたぼくが、還暦を迎える歳になりました。このごろの一年の早いことに驚きを感じます。ばたばたとした毎日を送るのをよしとするか、もっとじっくりと想いを深めながら暮らすか、都会でも田舎でも悩みは一緒です。だんだんに加速する一年一年をあせらずに大切にと、自分に言い聞かせています。

「気まぐれ」な臨床現場もこころの持ちようひとつ

「あんたらあは、百歳になるあたしに座れの動かせの勝手なことばっかり言うて。あんたらあが、あたしの歳になったら、このつらさが初めてわかるろうねえ」

九十七歳のお年寄りが、真剣に怒っている。脳梗塞で半身麻痺になって、半年になる。ベッドの端に座れるようになった。重心のかけ方がうまくゆけば、立つこともと思うのだが、嘆きが続く。

リハビリテーションの心がまえを言う娘とぼくに、ときに激しく、ときには切々と不自由になった右半身のことを訴える。思い通りにならないはがゆさ、不本意な気持ちが痛いほど伝わってくる。

世話をする娘も、体調に不安がある。耳の遠い九十七歳の母が話していると、娘もぼくに自分のからだのことを質問する。二人の声が重なる。ぼくは両方に交互に顔を向けながら、「うんうん」とうなずく。

「こんなになるとは思わんかった。ほら見て。この手が動かん。これではつまらん」、嘆きが訪問のたびに続く。少しずつ車椅子の外出も増えて、筋力も戻ってきているのだが、本人にとっては満足には遠い。

「今の力強い嘆きが、そのうちまた回復のちからになるでしょう」と、ぼくは一日中相手をして疲れ気味の娘に、ねぎらいともつかない言葉を口にした。

思い通りにゆかないことを、臨床の場面ではしばしば経験する。夜に病棟の歓送迎会があるときには、夕方に緊急入院がある。「こんなときに限って……」の愚痴が出る。予定をするとはずされる、なんでもありが臨床なのだとぼくは訓練を受けてきた。病気になることも含めて、日常生活も思い通りにゆかないことの繰り返しだ。そのとき、どんな気持ちになるかでストレスが変わる。

ここのところ、巡り合わせが悪い。四万十川川柳全国大会の真っ最中に、朝に往診した患者さんが呼吸がおかしいとケータイが鳴った。ぼくの出番は最後のあいさつ。「もう一時間したら行きます。それまでに調子が変わったら、連絡をください」と、申し訳ない気持ちでケータイを切った。

懇親会を欠席して、閉会と同時に家に向かった。処置をして、少し落ち着いた。「酒を飲むな」のお告げかなと思った。あとから誘いの連絡が続いたが、乗らなかった。

二週間後、高知市に住む中学校の恩師に、「珍しい焼酎が手に入ったから、出てこないか」と誘われた。妻と二人でごちそうになっている土曜日の夜に、ケータイが鳴った。寝たきりの患者さんの、全身のけいれんが止まらないという。

四万十まで百キロの距離がある。夜間救急を診てくれる県立病院の当直医に、事情を説明して処置をお願いした。患者さんは検査と処置を受け、その日に帰宅した。翌日の高知市での用事もそこそこに、ぼくは懇親会を断って四万十に帰った。その足で、すぐに患者さんの家に急いだ。

偶然はないと、ぼくはいつも言い聞かせている。なにかが起こったとき、自分が試される。どうしてもということは、本当はそんなに多くない。あれこれこだわらずに、素直に柔軟に対応したい。

ただ、気まぐれな臨床のために、家族との約束を何度破ったことか。それだけは申し訳ないと思っている。

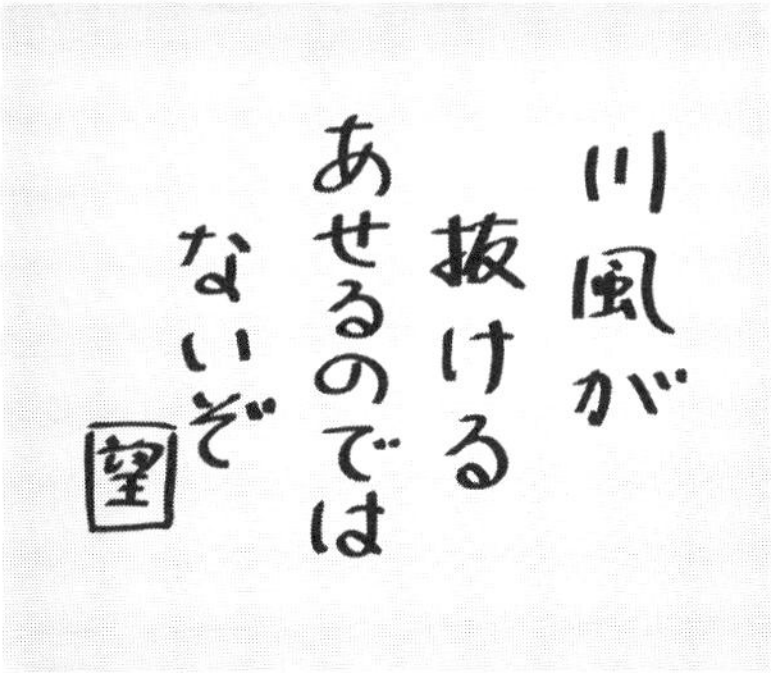

思い通りにゆかないとき、「どうして！」と、嘆いたりいらいらしたりします。ここで発想を変えて、「まあ、こういうこともあるのか。しょうがないなあ」と苦笑いできたら、ストレスが大きく違ってきます。冷静になると、いろいろな見方、受け取り方ができるようになります。臨床のなかのいのちに比べたら、たいしたことはないといつも思います。

忘れてませんか「遊びごころ」を

季節はめぐっても、診療は朝から晩まで休みなく続いている。昔の病院勤めと、現在の診療所の一番の違いは毎日、それも一日中、外来の診察をしていることだろう。「疲れませんか」と、よく聞かれる。「先生が頼り。からだに気をつけてくださいよ」と、お年寄りが声をかけてくれる。

診察室の会話には、緊張と弛緩がある。抑うつの暗い話がある。そして、お年寄りの大笑いがある。ぼくは診察室の会話を楽しんでいる。どうしたら患者さんにいい気持ちになってもらえるか、ぼくはいつもそのことを考えている。真剣とはちょっと違う「遊びごころ」がある。

一日の診療が終わると、ほっとする。ただ、それでは終わらない。そのうえに在宅の患者さんの予定外のことが待っている。

寝たきりの患者さんの顎《あご》がはずれたと、日曜の朝に電話があった。早速駆けつけて、以前に先輩に教えてもらった通りに処置したら、顎は無事に入った。家族の安心の顔がうれしかった。

一カ月しないうちに、またはずれた。今度は片方が何度試みてもうまくゆかない。診療所に帰って資料を手に引き返したら、「先生、自然に戻りました」で一件落着。

同じ患者さんが土曜日の午後に、昨夜から尿が出ないとの電話。超音波で見ると膀胱《ぼうこう》に尿がかなりある。導尿をして、翌日は点滴もした。やっぱり出ない。また、夜に導尿をした。それから、なぜかわからないままにもとのように自然に尿が出だした。

思いがけないことが起こると、ぼくの血が騒ぐ。困ったという気持ちより、血が騒ぐとしかいいようがない。

「どうしよう。どうしたら楽になるだろうか」「病院へ紹介したらいいか。もしなにかあっても家がいいか」、外来で診る患者さんも在宅の患者さんも、この判断が難しい。

「先生、今月はばっちり。六・〇は切っている」と、インスリンを打っている糖尿病の患者さんが胸を張る。受診はいつも月の初めの日。検査結果に、「やっぱり、よかったでしょう」もあれば、「そんな高いはずはない。機械が悪い」と不満のときもある。

「来月は五・八にします。今日は食べます」と言い残して診察室を出てゆく。毎月一日に受診して、結果を確かめてそしてその日はいつもよりたくさんのご馳走を食べる。これをもう何年も続けている。このゲーム感覚の明るさがうれしい。

一方で、診察室では介護の大変さをよく耳にする。とくに、母親と娘が難しい。親にはいつまでも子どもは子ども。子は親のこんな姿は見たくないと、イメージを抱きすぎている。遠慮がないから、疲れてくると言葉がしだいにとがってくる。

介護に疲れたひとに、ぼくは「遊びごころ」をすすめる。認知症の親と遊ぼう。「できることだけ、できんことはできん」と、老老介護もままごとのように楽しもうと言う。

ぼくの在宅医療も、遊びごころの延長の「乗り」でやっている部分がある。きっちりした気持ちでいつもいのちと向かい合うと、ぼくはきっとつぶれてしまう。

真剣は疲れる。そして、続かない。四万十川も百九十六キロを右へ左へと遊びながら、太平洋に注いでいる。

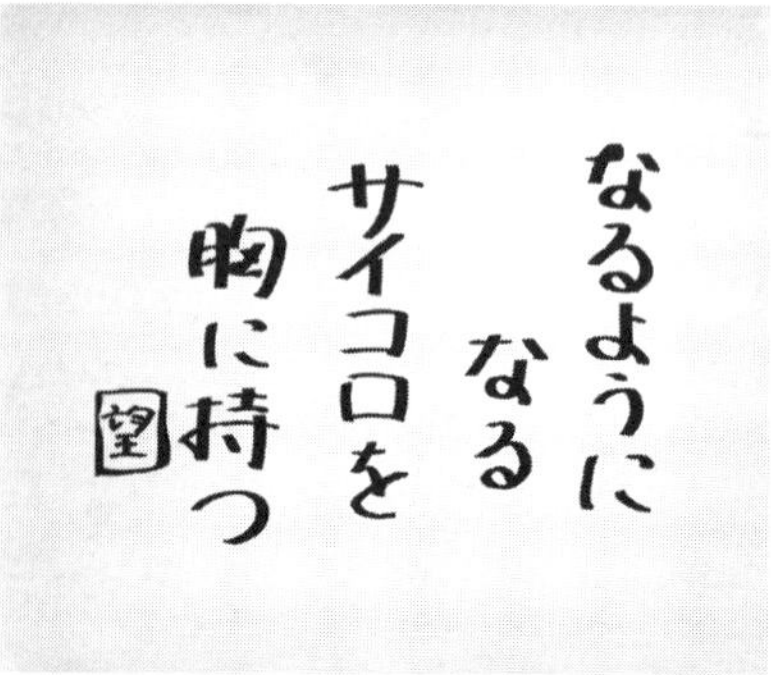

ぼくはだいたいがいい加減です。ここというときには、「きっとなんとかなる」と思ってきました。臨床の厳しさのなかで鍛えられつつ、ぼくには楽観がずっとありました。これから先をいろいろ考えては不安になるこころを聞きます。「なるようにちゃんとなる、そのときはそのとき」と、診察室では楽観のおすすめをしています。

患者さんの不安は自然体の会話で吹き飛ばす

四万十川の景色を見ているように、なじみの患者さんとのやりとりが自分のこころをほぐしてくれる。

「先生、このあいだ胃の手術を受けて麻酔から覚めるときに『小笠原先生！　先生はどこにいるの』と叫んだそうです。外科の先生に笑われました」

身を乗り出しながら、そう報告してくれるのは、八十歳に近い女性。「それは、家内には内緒にしておきます」と答えて、そこでまた二人で大笑い。この患者さんは、長く待って診察室に入ってくると、「先生の『大丈夫』のひと言を聞きに来ました」と言う。症状を聞いて、診察をする。「大丈夫。死にません」のひと言で、スキップをするように診察室を出てゆく。

不安を受け取って、不安を少なくするのもひとつの役目だが、なじみの関係だとなにかこちらもほっとする。

二月に、高松市で香川いのちの電話協会の講演会があった。以前の患者さんたちの懐かしい顔が、会場のあちこちに見えた。講演の前の控室に花束があり、メッセージが添えられていた。「先生が分娩に立ち会ってくれたあのときの子どもが、今年高校生になりました。いろいろありますが、今は元気です」と書いてあった。ぼくはその場面をうっすらと覚えていた。分娩室から「患者さんが呼んでいます」と連絡をもらったのは二、三度あった。夜中に駆けつけたことも。

ぼく自身が不安の強い性格だから、患者さんの不安は放っておけない。ついついお節介になる。若いころは、とくにその傾向が強かった。

「先生、また来たぜえ」と、診察室に入ってくる八十三歳になるひとも不安が強い。診察室の会話は苦笑いするほど、一人で話しては一人で笑う。明るいのだが、実は不安でしょうがない。「今日はエコーはしてくれんか」と、ぶっきらぼうに言う。「胸の音を聴いてくれ」のあとに、核心に触れるひと言、「まだ、生きられるか」と聞く。「大丈夫。これでは死にゃあせん」と答える。「そうか、死なんか」と言って、「また来る」と、一人で大笑いをして診察室を出てゆく。

次の患者さんを診察していると、看護師が「まだ話があるそうです」と告げる。ぼくは、内容に想像がついていて、ちょっと苦笑い。一人を診て、また名前を呼んだ。

診察室の入り口のカーテンから顔を出して「やっぱり、死なんか」と聞く。「死なん。大丈夫」と、顔をきちっと見ながらちからを込めて言った。「そうか、死なんか」と、にこっと笑って出て行った。

一カ月に一回、この会話が続く。一人暮らしの不安、死の不安。「ひ孫が大学に入るまでは元気でいたい」「もういかないかん歳やけど、お迎えが来ません」とか、みんな元気で長生きをしたいのだ。

若者の不安には、「ぼくもいろいろあったけれど、だんだん人間は鈍くなってちょうどになってくるよ。大丈夫、そのうちになんとかなるよ」と、自分の体験を話すことが多い。

患者さんの不安に対しながら、不安は当たり前だと、笑って話せるようになって楽になった。患者さんとの話で、ぼくは救われてきた。

いのちはもちろんだが、会話も飾らない自然なのが一番いい。

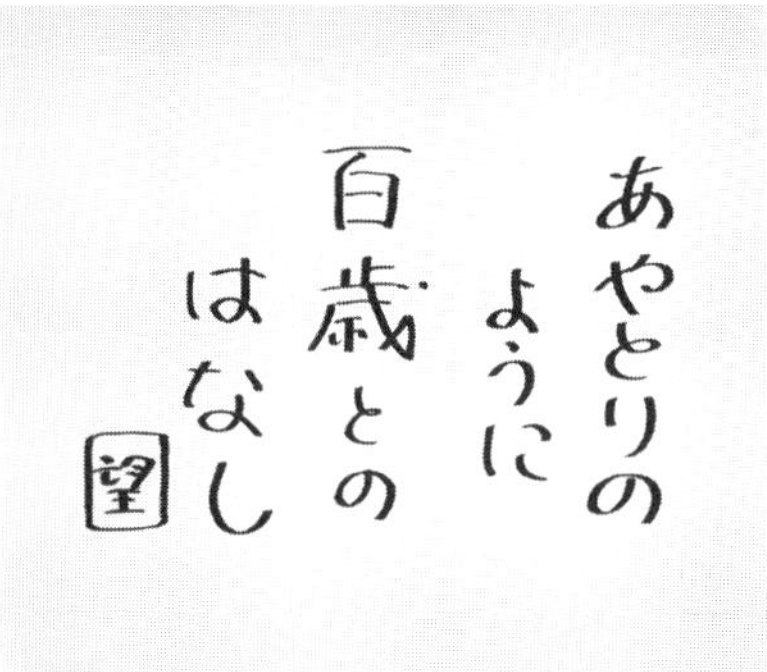

診察室のやりとりは、ぼくは作品を書くような気持ちで一語一語に気を配ります。短い時間のなかにしみじみの会話があり、涙なみだの話があり、大笑いがあります。緊張と弛緩、間合い、会話はおもしろいといつも思います。患者さんが診察室を入ってくるとき、ぼくは「さあいらっしゃい」の気持ちになっています。

四万十の自然がぼくの世界を広げた

ぼくは、意志薄弱。生活を変えようとしても、長くは続かない。それでもって頑固で、カルテは万年筆を使いインクはブルー、丸字でずっと通してきた。電子カルテの時代が田舎にも押し寄せ、決断を迫られている。ペンだこを触りながら、電子カルテ導入を迷っている。

近くに住む娘が、朝の散歩を誘いに来る。赤い帽子をかぶって家を出ようとしたら、「紅白歌合戦みたい」と、ぼくの白髪をからかう。「朝の空気はおいしいねえ」と、親子が四万十川の堤防を歩きながら、同じ言葉を口にする。すれ違うひとと大きな声であいさつする。「お父さん、あのひとは知り合い?」と、娘が聞く。遠くから声をかけてくれるひとは、通院中の患者さんばかり。みんな努力しているのだ。

これだけは言える。変化しにくい性格のぼくが、四万十に来てたしかに変わった。それまでは人間もつれのなかで、患者さんとのやりとりがぼくの世界のすべてだった。家族も視野からはずれることがあった。ましてや、病院にも街にも四季はあったはずなのだが、目にとまらなかった。

四万十は溢れるばかりの自然のなか。堤防の散歩だけでも、菜の花が咲き、桜がそれを追いかける。新緑の柳があり、あざみがすくっと伸びる五月がある。秋にはコスモス。それに、名前を知らない小さな花が目に留まる。花の名を妻に聞く。妻は植物図鑑のように次々に答えてくれる。

ぼくは本当に花の名を知らなかった。「昔はものを思わざりけり」の感慨がある。四万十川の夕焼けのことはすでに書いた。川の上流の山々に陽が落ちてゆくのを見ながら、涙する自分になるとは思わなかった。在宅でのいのちを看取りながら、自然を見る目も少しずつ変わってきた。

診療所の少し上流の河川敷に、春には菜の花の海ができる。地元のひとたちが、「菜の花祭り」を四年前から始めた。昨年はここに土佐市に住む兄夫婦と母を招いた。菜の花のなかで用意した弁当を食べた。母や兄と自然のなかで一緒に食事をするのは初めてのことだった。

父を看取ってからしばらく元気のなかった母が、やっといい顔を見せたのもこのときだった。今年はもっと花が見事だった。大震災の影響もあったのか、訪れるひとが少なかったのが残念だった。

在宅医療をしていると、訪問する往復に、風景に目がゆく。在宅のいのちとのやりとりそのものが自然で、ひとのいのちも自然のなかのものと、しだいに思うようになってきた。診察室のやりとりも、お年寄りの自然な言葉がおもしろい。ぼくも肩のちからが抜けてきた。「先生、昼は食べたの。ちゃんと食べんといかんよ」「無理したらいかん。先生が頼りやから」、診察室を出てゆくときの、患者さんのねぎらいのひと言がこころにしみる。

ひとが変わることは難しいと、ぼくはいつも思ってきた。生活習慣病の患者さんと生活を変える話をするのだが、ついつい言葉が弱くなってしまう。酒飲みのぼくがアルコールを控える話をするのは後ろめたい。

自分のことを考えると、相変わらずのようで少しずつたしかに変わってきた。ぼくを変えたのは、四万十の自然が一番だと思う。そしてその自然のなかに、ひとのいのちがある。

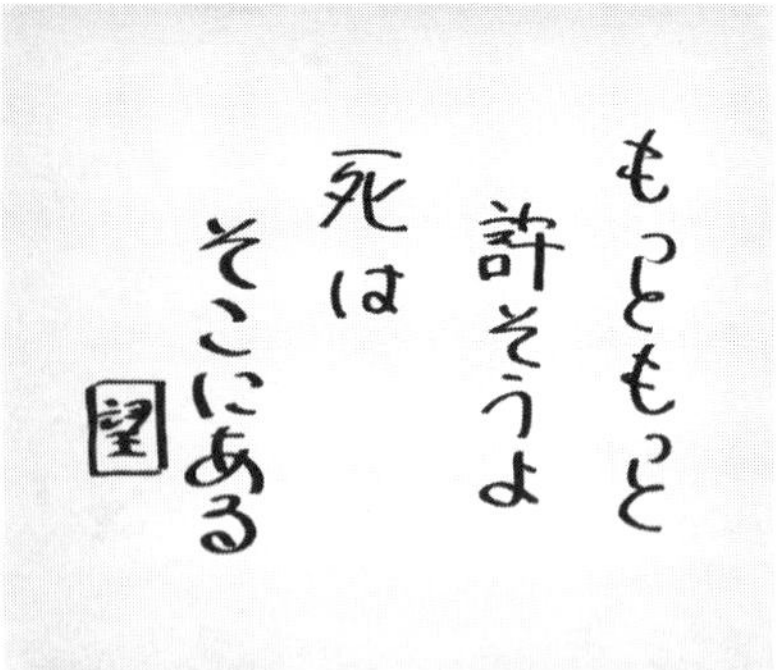

在宅の最期は、ゆったりと大木が倒れるような感じと、明け方の突然にと二つにわかれます。いのちの最期を繰り返して診ていると、わたしたちの生活のストレスの多くはたいしたことではないと思うのです。いのちに比べたらそんなことはまあいいかと思えると楽になります。「許せるかどうか」にかかっています。

歳を重ねて気づくこと〝笑えれば大丈夫〟

土佐は山の国。海沿いをはずれて、少し車で走るとすぐ山道になる。四万十川に沿って上流に車で五十分走ったところに、旧西土佐村江川崎がある。沿道の川の景色は抜群なのだが、途中に一車線がある大変なことは以前に書いた。

社会福祉協議会の川柳教室と、筋萎縮性側索硬化症の患者さんの訪問を続けてするために、今回は自分で運転をして往復することにした。運転の不得意なぼくは、数日前から決死の覚悟。「四万十川に飛び込むかもしれんから」と、西土佐出身の看護師さんを笑わす顔が引きつっていた。当日、いやな予感通り、途中ですれ違いができずぼくがバックすることになった。やっとのことで川に落ちずになんとかなったが、正直怖かった。

なじみの患者さんの訪問診療のときに、その話をした。元教員の家族がこんな話をしてくれた。「山の学校に初めて赴任したときに、山道のバックは道の中央を堂々とすること。下がっていたら前の車が広いところの道路脇に突っ込んでくれるから、変に自分が脇に寄ろうとしないようにと、まず教えられた」。その話を聞いて、目から鱗。今度からはと、気持ちが楽になった。

今年のぼくの誕生日は、患者さんの家で日付が変わった。認知症で食事ができず、熱もある八十二歳の患者さんだった。午後十時半ごろに、ごろごろと痰がからんで呼吸が苦しそうだと家族から連絡があり訪問した。点滴をして、吸引器で繰り返して痰の吸引をしているあいだに午前〇時を過ぎた。入院の話もしたが、家族はこのままの在宅を続けることを望んだ。

少し落ち着いたところで、家に帰った。「誕生日を患者さんの家で迎えるのは初めてだね。六十歳おめでとう」と、走り書きの妻のメモが食卓にあった。

「こんなに忙しそうなのに、先生はよくにこにこできますね」、元気の出ない患者さんが診察室で、ぽつんと言った。はっとして、ちょっと返事に困った。このごろ、ぼくは診察中によく笑う。大笑いも、うなずきながらにこっとすることもある。患者さんにもほっとして少しでも笑っていただこうと思う気持ちが強くなった。これが歳を重ねるということだろうか。

訪問を続けていた、九十五歳の脳梗塞の患者さんが腹痛で突然受診した。家で過ごす一年のうちに、みるみる元気が戻ってきていた。この日は、腹膜炎の所見があり、血液の炎症反応がべらぼうに高かった。総合病院に救急車で搬送することになった。「ちょっと大げさやけど、大丈夫やから」と患者さんに言いつつ、年齢と検査結果から、これが最後になるかなとぼく自身は覚悟をしていた。

一週間後、家族から退院したからまた家に診察に来てほしいとの依頼があった。翌日、ふとんのなかの患者さんを想像しながら訪問した。ところがところがびっくり、入院前と同じく店先の椅子にちょこんと腰を掛けた九十五歳の笑顔があった。

「まあ、元気やねえ。よかったよかった」「先生、やっぱり無理はいかん。辛抱しすぎるのもいかん」と言って、にっこりのいい顔だった。

人間はやっぱりすごい。笑えるのがいい。

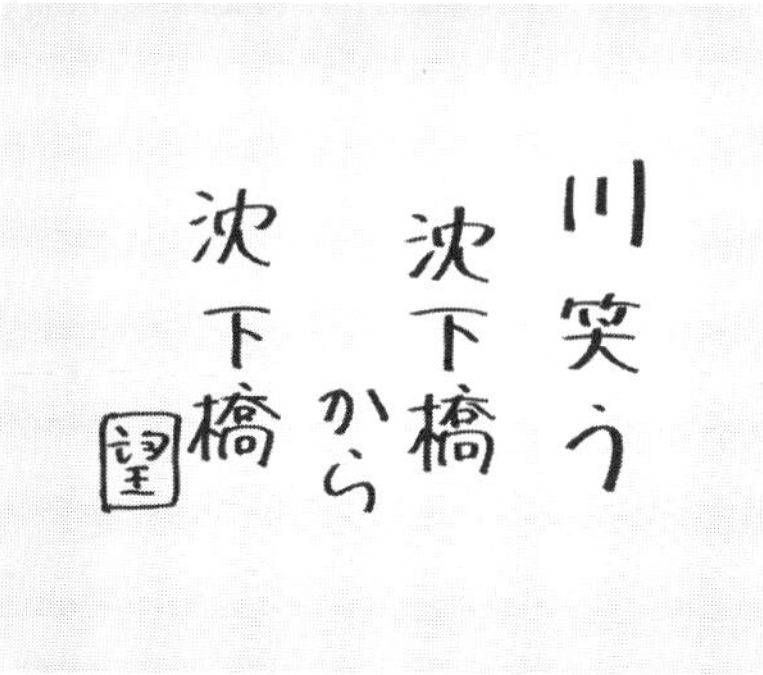

四万十川が濁流となり、沈下橋を越えてゆくときがあります。台風のときの水量はすごく、暴れ川とも呼ばれます。ふだんはなだらかに蛇行しながら、「まあ、のんびり生きてゆこうよ」と、笑いかけてくれているような気持ちになります。季節はくっきり、菜の花、山つつじ、そして蛍も飛びます。そして冬は雪です。

集中しすぎると切り替えられない

四万十川の見える二階に、ぼくの部屋はある。この部屋は妻が風を入れるために入る以外は、ほとんど物置になっている。

よっぽどのことがない限り、ぼくは部屋に一人こもることはしない。だれかが一緒にいて、ざわざわしていないと安心できない。ちょっと病気かなと思うほど、徹底している。

ほかの部屋も物置化して家族のひんしゅくをかいつつ、ノートパソコンを食卓に置いて文章を書く。月初めの診療報酬の請求も、書類の整理などの仕事の続きも食卓で済ます。家族の話に口を挟みつつ、テレビの音も聞きながら、自分のことを進める。

高校生のころに、ラジオの深夜放送が始まった。ラジオを聴きながら勉強をするのが普通だった。その癖が抜けないのか「なにかをしながら」のほうが、気持ちが落ち着く。

七十歳代のパーキンソン病の患者さんが、転倒してから食事の量ががくんと減った。動きも悪くなって、毎日点滴に通っている。腕や肩の擦り傷の処置も毎日するのだが、何度も転倒を繰り返してなかなか治らない。そのうちに見るからにやつれてきて、トイレにも行けなくなった。

「どうしましょうか。家で続けますか。入院をお願いするところを探しましょうか」、本人と家族に聞いた。「わたしは家にいたいです。先生のお世話になりたい」と、患者さんはきっぱり。

介護する妻は疲れて、こころが揺れている。気持ちがいくらあっても、介護はそれだけではできない。汚れるちからというか、別な要素が必要になる。病状ももちろんだが、「介護力」を判断することも、在宅を続けるかどうかの大きな分かれ道になる。

「週末の点滴は、ぼくが家に行きましょう。そのときに入院かどうかを決めましょうよ」と二人に言った。在宅を続けたい気持ちはぼくも十分なのだが、続けられるかどうかを現場で確認したかった。「どちらにしても簡単には決めたらいかん」、ぼくのこころにも迷いがあった。

土曜日の午後、診療を終えて家に向かった。太平洋沿いに十キロ、海岸線から少し山側に入り組んだ道に沿って、集落がある。アクロバットのような技術を駆使して狭い道を運転して、庭に往診車を止めた。

点滴を始めた。そして、二人と今後の話し合いになった。部屋がきれいで、ベッドがぽつんと窓際にあった。紙おむつや介護に必要なものが部屋には見えない。「こんなきちんとした感じでは長続きはしない」とぼくは部屋を見渡して腹を決めた。

「入院しましょう。週明けに手配しますから」、本人と家族を説得した。話が終わって、「机を貸していただけませんか」と言って、ぼくはまず紹介状を書いた。点滴が終わるまで、まだまだ時間がある。「内職をしてもいいですか」と、持参した風呂敷包みを開けて、川柳雑誌の編集作業を始めた。

　日曜日も点滴を繰り返した。この日も荷物はいっぱい持って行った。入院の方向が決まったので、家族の気持ちがいっぱいあり雑談をしているうちに時間が過ぎた。

　帰り道から見る太平洋は、夕焼けの時刻を過ぎて微妙な色の空の下にあった。ゆったりではなかったが、なにかしながらなにかを仕上げてゆく、ぼくにはちょうどの週末だった。

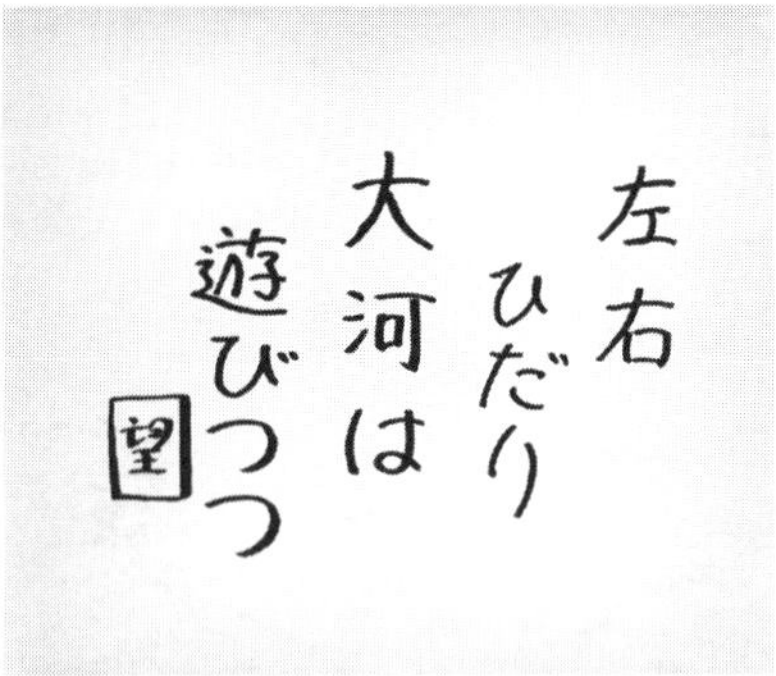

　仕事は仕事と割り切ってよく遊ぶ、遊びのように仕事をする、切り替えが上手というか、仕事をうまく楽しんでいるひとがいます。ぼくの診察室はいろいろなひとのいろいろな言葉が聞けてゆったりと楽しいのですが、診療中に診察室から点滴室までの短い距離を走るせっかちな自分に苦笑い。まるで、舞台と舞台裏みたいです。

いのちと向き合うときに、迷いながら

ここのところ、週末に在宅医療中の患者さんが急に調子が悪くなる。高齢者はきのうまでの元気があてにならない。熱が出ただけで食事を一切しなくなったり、ぼーっとして眠ってばかりになることがある。

在宅の患者さんには、週末のほうが時間をかけて対応できてぼくには都合がいい。ただ、総合病院の救急外来へお願いするか、家で治療を続けるかを迷う場面が多い。

先週末から介護施設に入所中の患者さんに微熱が出て、食欲が落ちている。アルツハイマー型認知症に脳梗塞が合併して車椅子に座るのがやっとである。血液検査は悪くない。とろとろとよく眠る。食べない。あまりにも眠りすぎるので、以前から世話になっている総合病院の脳神経外科でも診察を受けた。

ＭＲＩでもやっぱり変化がない。点滴をしながら、週末が来た。家族にも病状の説明をして、希望を聞いた。家族は判断できないと言う。それはそうだろう。結局は、もう少し施設で様子を見ることになった。

日曜日の朝、起き抜けに施設に向かった。運転がしづらいほどに、四万十川からの朝靄が一面に広がっている。話が通じない、息子もわからない、そのひとのいのちにどう対応したらいいか、靄のなかを施設に向かうあいだも考えていた。

病院にお願いしたら、鼻腔《びくう》栄養から胃瘻《いろう》になるだろう。それがしあわせだろうか。このままで回復は難しいかもしれないが、可能性にかけてなじみの職員の介護力に頼るほうがいいかもしれない。

先端医療ではいのちへの判断は迷うことが多いだろうが、認知症の患者さんのいのちにどう対応したらいいかも家族と話しながら迷いに迷う。本人の意思は聞くことができないし、自分自身も歳をとってきてすぱっと割り切れなくなった。

今日は施設の行事があり、点滴中はぼくが部屋で見守ることにした。持ってきたノートパソコンで、患者さんの寝息を聞きながらベッドの脇でこの文章を書いている。施設のなかにいると、介護職のひとたちの優しさに感動する。医療の世界よりも、もっと腰を落としたプロの対応が本当に素敵だ。

一方で、介護職のひとたちは病気に対して、なによりも死ぬことをすごく心配する。「人間はいつなにが起こるかわかりません。病院に入院して死ぬことがしあわせとも限りませんよ」、ぼくはそういつも言う。施設でなじみのなかの最期なら、在宅死と同じでそれもいいと思っているのだが、介護職員の賛成する雰囲気ではない。

ベッドの患者さんがときどきぼくに声をかける。意味の通じない言葉のやりとりを繰り返す。今日、家族がまた来て話し合いをするのだが、結論は出るだろうか。

ぼくのできることは少ない。この患者さんが二年前の施設の夏祭りに、片手にうちわを持ってからだを斜めにしながら、職員の介助で踊っていた姿を覚えている。

今朝の靄はもうすっかり晴れて日差しが部屋に差し込んできた。廊下からは入所者の歌う童謡が聞こえてくる。

点滴は、まだ三分の一も終わっていない。このいのちにどう向き合ったらいいか、こんな場面は科学の世界ではない。患者さんの寝顔を見ながら、ぼくはまだ迷っている。

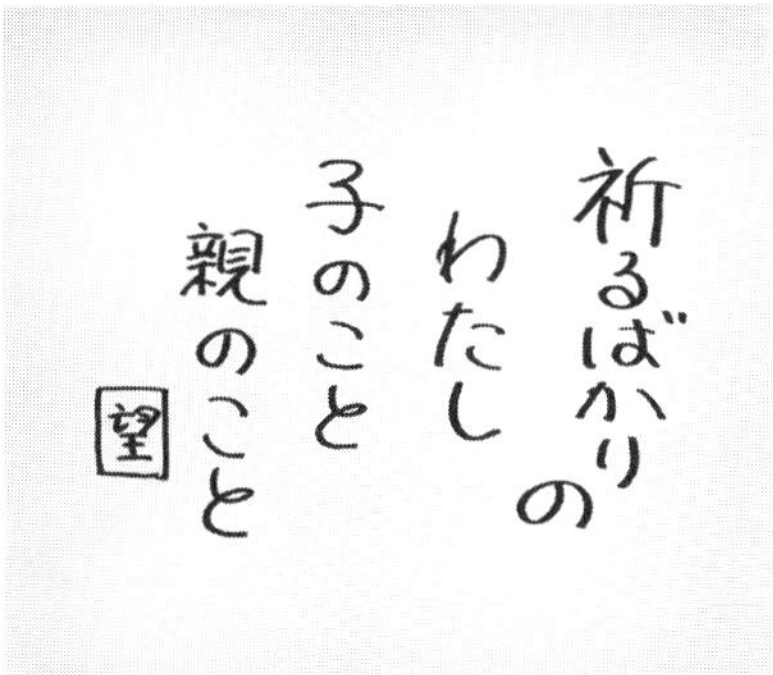

「田舎に住む歳老いた親、都会の子どもたち」、これがなにかのときに困るのを医療の現場では繰り返して経験します。離れて住むと、いざというときには親子でもなんの役にもたちません。親になにをしてきたか、子どもたちになにができるか。親や子のことを思うと、毎日を祈るしかない気持ちになります。

握手を交わす患者と医師の関係

ぼくの診察室の入り口には、のれんのように三つにくびれた若草色のカーテンが掛けてある。患者さんはそののれんをかき分けて、診察室に入ってくる。車椅子のひとも、杖を使うひとも、端っこからでなく真ん中を突っ切るようにして入る。若いときからの癖なのだが、ぼくは患者さんの入ってくる様子をじっと見ている。

三十代の女性の患者さんの名前を呼んだ。高血圧で通院している姉から、ずっと相談を受けていた。二年前に胃癌を手術したときには癌は広がっていて、そのままなにもしないで手術を終わったと聞いた。術後の化学療法も効果がはっきりせず、今は対症療法だけだった。

姉からの話では、一日中あまり動かずに話も少なく、自分自身もどう対応していいか戸惑っているとのことだった。「抑うつ気分がなんとかならないか」を目的に、本人が受診することになった。

その患者さんの診察室に入ってくる歩き方がおかしかった。突っ張ったような足を引きずるような感じだった。椅子に座ったところで話を聞きながら、手足の筋肉の緊張を診た。パーキンソン病に似た、筋肉の硬さがある。薬を聞いた。吐き気を止め、かつ胃の運動を助ける薬を長期間飲んでいた。

まず、その薬を休んでみることにした。それにパーキンソン病の薬を少量処方した。癌の様子は全部告知されていた。気分ももちろん落ち込んでいて、なにをする気にもならないことを口にした。

県立病院の主治医に、手紙を書いて一剤の中止と、抗パーキンソン剤と抗うつ剤の投与を知らせた。少しでも動きやすいように、こころが軽くなるように一緒にやってゆくことを約束した。

二週間に一回の通院が続いた。診察室の会話が多くなった。少しずつ動きも良くなった。半年が過ぎたときに提案があった。

「リハビリテーションはどうでしょうか。病院を紹介してくれませんか」。ぼくは、一日中ほとんど動かず、話もしない毎日を過ごしていた患者さんの状態の変化と、前向きな気持ちがうれしかった。もちろん紹介状を書いた。

週に二回リハビリテーションに通い、ぼくの診療所に三週間に一回来てくれた。しかし、平和な日々は長くは続かなかった。

「乗り物酔いでしょうか。今日は吐きました」と、診察室で不調を口にした。おなかが張って痛みもあり、腹水もあるようだった。

「県立病院を受診します。必要なら化学療法を受けます」と、穏やかな顔で穏やかな口調だった。癌の患者さんの根本的なことには、ぼくはなんの役にもたたない。とっさにぼくのしたこと。患者さんに握手を求めた。右手を差し出して、「ぼくの出番があるときには、遠慮なく連絡をください。応援しています」。患者さんも躊躇《ちゅうちょ》なく手を出した。ぼくはぼくの気持ちを込めて手を握った。ぼくのような田舎医者のできることは、こんなことだとちょっと悔しい気持ちもあった。

　数日後、ぼくのケータイが鳴った。「入院しました。化学療法を受けます。なにかのときには電話してもいいですか」と明るい声だった。「応援しています。電話、待っていますよ」と答えた。

　少し役割を果たしている、かかりつけ医のうれしい気持ちが胸に広がった。

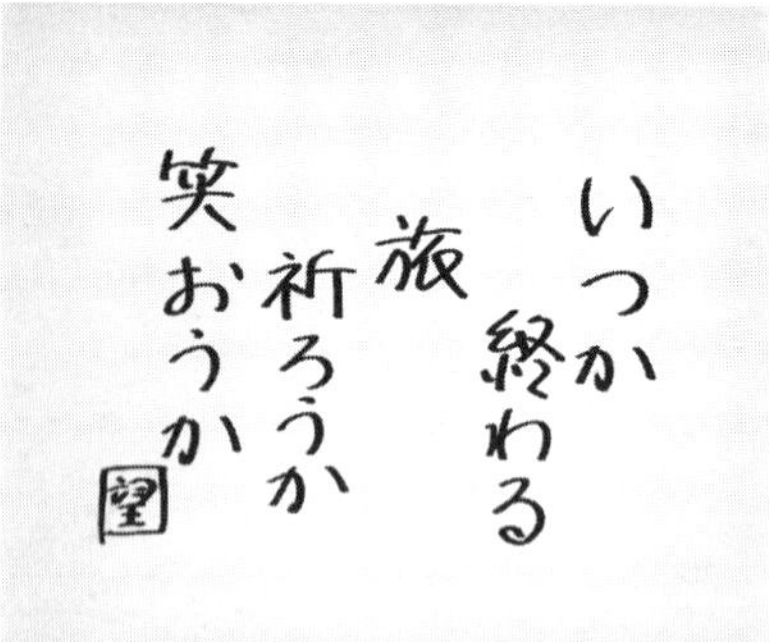

　96歳の一人暮らしの患者さんと、話の最後に握手をしました。「こころが折れそうなときがある、こんなにまでして生きないといけないかとも思う」と、言います。ぼくは祈るこころで手を握り、「一緒にやってゆこうよ」と言葉には笑いを含めて答えました。患者さんはぼくの手を両手で握り返して、笑いを返してくれました。

抱えるストレスは二つまでにしませんか

土曜日の診療が長引いて、午後三時前に終わった。最後の患者さんは家族二人に付き添われて診察室に入ってきた。長い話になった。途中で患者さんが診察室を出て、家族と話を続けた。ぼくのできることはしたつもりなのだが、診察を終えると、疲れとは違う高ぶりがあった。こころは難しい。

昼食のサンドイッチを持って、診療所の二階に上がった。四万十川の見える窓辺の椅子に座って、遅い昼食を終えた。窓側にノートパソコンを置いて、診察中にできなかった書類の整理を始めた。パソコンの画面の向こうに、赤鉄橋が見える。左に目を移すと大河がゆったりと蛇行している。

風景に目が止まったところで、ぼくの手も思考も止まった。そしてとろとろっと眠たくなってきた。からだもこころも緊張が抜けてゆくのが自分でもわかった。そう、自然のなかに包まれたとき、大笑いをしたとき、一杯のビールを飲んだとき、優しい言葉に抱かれたとき、自分の硬さが溶けてふにゃふにゃになってゆく。

病院勤務のころ、受け持ちの患者さんの三人が重症になると、家では無口の時間が続いた。緊張が解けないのだ。家でも外来の診療中でも、電話にびくっとする。病棟からの急な連絡ではないかと、自分で自分をしばってしまう。

田舎医者になって、それはなくなった。在宅の患者さんの調子が悪くなっても三人が一緒にということはない。それに自分自身も経験を積み、受け止めるちからもできた。

診察室で、患者さんに口癖のように言う。「ストレスは二つまでにしませんか」。仕事が大変でも、仕事だけなら耐えられる。これに家庭の問題が重なると大変になる。仕事が大変なら、家庭に逃げられる。家庭が大変なら、仕事に没頭してしのぐことができる。この上にもうひとつなにか加わると、こころもからだも崩れてくる。

眠られない、ささいなことにいらいらする、音に敏感になる、自分への言葉が気になる、食べられない、食べすぎてしまう、そうなると立て直すのが難しくなる。

ストレスは量ではないからやっかいだ。一週間に一回、定期的に施設に入所中の親や舅姑《しゅうとしゅうとめ》の訪問が負担になる。入院中の見舞いに行くのも、毎日になるとじわじわと利いてくる。子どもの塾の送り迎えも、土曜日曜の子どもの部活動の遠征の付き添いも疲れる。孫の世話も大変だ。添い寝をねだられてよれよれになっている、若いおばあちゃんの話をたくさん聞く。子も孫も可愛い。これくらいのことはと思うから、自分のストレスを錯覚する。

　ストレスをしょい込むのが趣味のような、ストレスもつれのひとがいる。どんなときもにこっとするまるごとのいいひとで、頼まれたら断れないひとが多い。

「これ以上はわたしには無理です」「今日は代わってくれませんか」を口にしようと、ぼくはおすすめする。「さぼるのは気持ちいいですよ」とも言う。

　ストレスをきちんと数えること、一番はなに、二番目はなにと指を折る、そして三つ目は自分がつぶれないように、今はともかく棚あげにする。これがぼくのおすすめ。

　自分のこころを冷静に確認して、三番目のストレスに要注意。こころが壊れないように、ストレスは二つまでにしませんか。

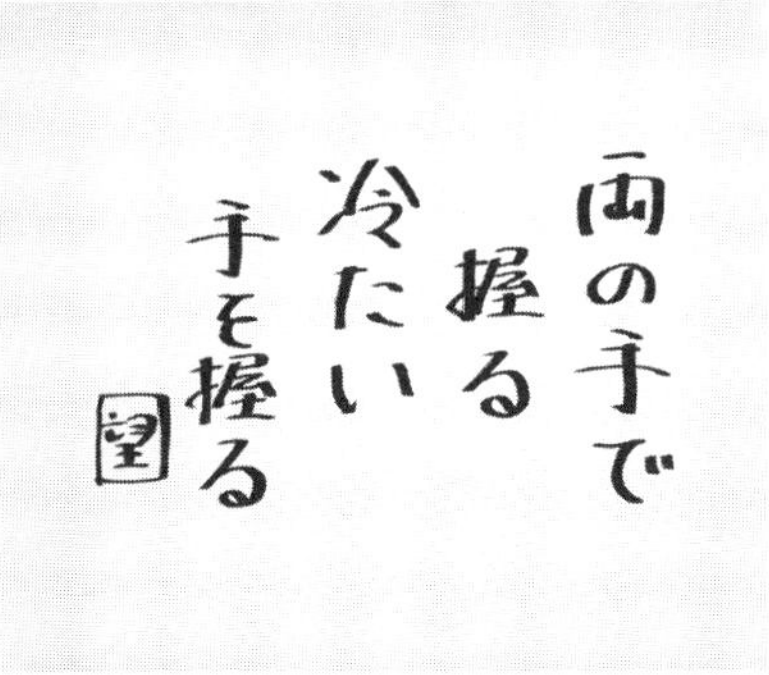

　診察室で患者さんと握手をすることは、珍しいことではありません。認知症の患者さんに、「お願いですよ、よく食べてよ」と診察の最後に手を握ります。思い詰めた思春期の患者さんと向かい合います。「死んだらいかんよ、また今度待っているよ」と、両手で手を握ります。緊張からか患者さんの手の冷たさを感じます。

本音の言葉でこころをマッサージ

医療の現場に立ち続けていると、人間のことというときにちからになること、なんの足しにもならないことがきちんと見えてくる。いのちのぎりぎりのときや、どこかもだれかもわからない認知症になったとき、それまでのひととのかかわりが試される。

照れてしまうひとがいる。「言わなくても気持ちは伝わっている」、そんな言葉を時々聞く。いやいや、気持ちは伝えないとわからない。介護しているひとも、されるひとも、言葉で表現しないと気持ちがすれ違う。きちんとこころを伝えないといけないときに、本音が言葉にできないひとは損をする。

もう十年になるだろうか。肝癌で黄疸《おうだん》が強くなった八十代の男性が、「病院はもう嫌だ」と言い出した。頼まれて訪問診療を始めた。肝性脳症で興奮する時期もあったが、家族や親戚のひとたちの介護のなか自宅で最期を迎えた。

亡くなる前日だった。看病を続ける妻が「まあ、聞いてください」というように、往診鞄を置くぼくに口を開いた。「先生、このひとはわたしを『おい』としか呼んだことがなかったのです。それがきのうは『久美子』と初めてはっきり名前を呼んでくれました」と、しみじみとした顔で言うのだった。疲れのなかで介護する妻には、なによりものねぎらいの気持ちのこもった言葉に聞こえたのだろう。

それから時が流れた。介護した妻は今、認知症の世界にいる。娘に付き添われて診察に来る。「ご主人さんをよく看たねえ。最後に名前を呼んでくれたのを覚えていますよ」と言うと、「あのひとは若いときから酒飲みで、喋らないひとでした」と答えた。後ろに立つ娘が、「わたしもあんなふうに家で死にたいと、母はいつも言っています」と笑った。「あのときはよう頑張ったねえ。大変やったけど、よかったねえ」と患者さんをねぎらうと、後ろに立つ娘が答えた。「先生。わたしも大変でした」。「そうそうあなたもよう支えてあげた。ごめんごめん」とぼくは苦笑い。

ねぎらいの言葉は、こころをマッサージしてくれる。診療が遅れて目が血走っているだろうぼくに、患者さんが声をかけてくれる。「先生、昼は食べたかね。ちゃんと食べんといかんよ」「こんな忙しいときに来て、すみませんでした」「私より先に死んだらいかんよ。頼りにしているから」「またひと月、元気でやれます。来月、顔を見に来ます」と、診察室を出てゆくときにひと声がかかる。ぼくは涙が出るほどうれしい。とともに、肩のちからが抜けてゆく。田舎医者の役得は、この患者さんの診察室を出てゆくときのひと言だ。「看護婦(看護師と言うひとはいない)さんもご苦労さん」と、声がかかることも。

元気なときから素直にねぎらいの言葉を使っていないと、ここ、というときにだけは難しい。ぼくは患者さんたちの素敵なやりとりを聞きながら、だんだんと変わってきた。照れがなくなった。

「おいしい」「うれしい」「ありがとう」「大好き」、日々の生活でもさらさらとよく口にする。ただ、ほどよい疲れと酔いのなかでは、そんな言葉をぼくは連発するそうだ。最後には妻のひと言。「わたしはもうちょっと黙っているひとが好きなんだけど」

このひと言で、ぼくの独演会はお開きとなる。

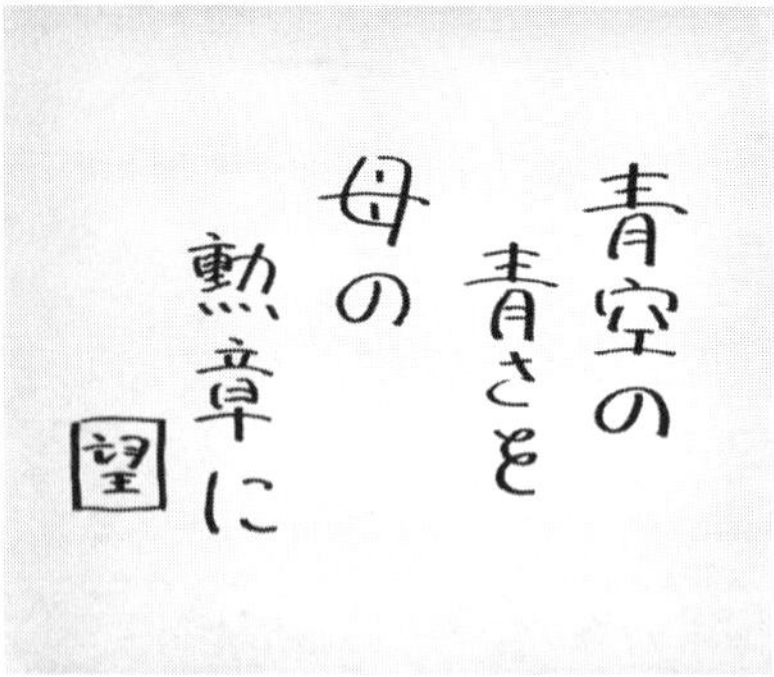

母は働き者で、ちょっと負けん気があって、子どもの成長が楽しみでした。そんな母が晩年に「あのころはねえ」と昔話を口にすることがありました。ぼくが酔って「あのころ」をたどりだすと、「あんたはよう覚えてるねえ」とうれしい顔をしていました。そんな母に勲章を贈るとしたら、青空が似合うと思っていました。

息を整えて、ひと呼吸　自分のこころも整えよう

土曜日の夕方、川向こうの町のホテルで医師会の講演会があった。カルテの整理を終えたぼくは、仕事用のスニーカーのまま赤鉄橋を歩いた。

川からの風が心地よい。意識しないのに呼吸が大きくなる。自然のなかの空気を大きく吸おうとしている。上流の山の色が変わり始めて、今日も夕焼けがきれいになりそうだった。今週は忙しかった。

「先生、今日は顔も声もお疲れですよ」と、患者さんに声をかけられた。「お待たせしました。ごめんなさいね」で始まる診察の最後のやりとりで、現役の公務員の男性からの言葉だった。これがお年寄りの患者さんだったら、笑いながら受け答えするのだが少しはっとした。同情されたらプロではないと思いながらも、うれしかった。

一生懸命に診察をしているのだが、その日によって少しずつ調子が違う。喘息《ぜんそく》の発作と

尿管結石の腹痛の患者さんが重なったら、点滴室での処置が続いて診察室には帰れない。診察を待つ患者さんの忍耐力に感謝しながら、医者一人の診療所は大変になる。

ひと段落して診察室に戻ってくると、机の上には診察待ちの患者さんのたくさんのファイルが並んでいる。「さあやるか」と、気合を入れて患者さんを呼ぶと、こんなときに限って「眠れない」から始まって、とうとう涙なみだの話になった。「今日は時間がありません」とも言えない。こんなときの終わり方が難しい。やっとのことで話が終わると、ひとつ深呼吸。

診療がはかどらないときに、「いつかは終わるから」と繰り返して自分に言い聞かす。こんなときには、患者さんへの話を自分につぶやく。「目の前のことをひとつひとつ。苦しいときは視線を下げて」、こんな日がたまにある。

診察中にいよいよピンチになると、職員用のトイレに行く。ロダンの「考える人」の姿勢で便座に座る(和式はちからが抜けないから避ける)。そこで、深呼吸を繰り返す。速く吸って、くちびるを少しとがらせてゆっくり息を吐く。あたまから血が下がってくるのがわかる。肩のちからが抜けてくる。悲観的に考えていたことが、ちょっと明るくなってくる。三分もすると、気持ちにひと区切りがつく。

そして、診察を再開する。ぼくは救急の処置が必要な場面でも、言葉が荒くならずに落ち着いていると言われるが、内心はあせったり強い緊張感に襲われることがある。

そんなときに、息を整えることでなんとか切り抜けてきた。呼吸を整えることは、患者さんにもよくおすすめする。「あっ、このままではまずいな」と不安や緊張が襲ってきたら、席をはずすこと。その場で辛抱していると、気分が悪くなるか、疲れ果ててくる。どきどきしたり、胸がざわざわしたら、トイレに行けばいい。息を整えて、ひと呼吸してから戻ってくる。トイレに行くのはだれも文句は言えないから。

自然のなかでの深呼吸も気持ちがいいし、緊張しきったこころをしのぐ呼吸を整えるのもまたよし。呼吸を意識することは、自分のこころを整えるちからになる。

「息を吸うて、吐いて」と、不安で不安でたまらない患者さんに直接声をかけることもある。「息を整える」、それだけでも安定剤一錠分は効きますよ。

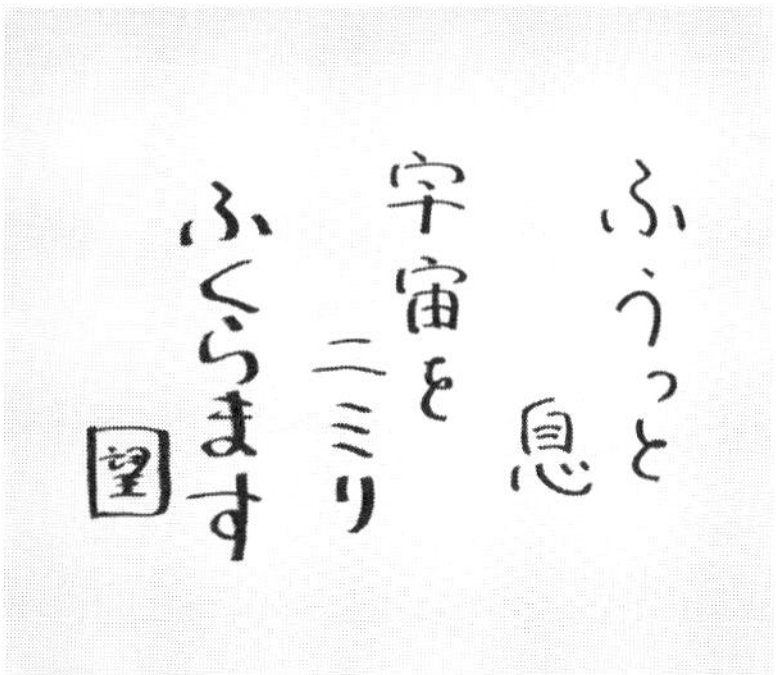

大きく息を吸って、ふうっと息を吐くと、こころが落ち着いてきます。肩にちからが入っていることに気がつきます。宇宙をふくらますような気持ちの良さを感じます。困ったり、苦しくなっても、まずは息を整えること。患者さんには、「大変になったら、その場を離れて3回ゆっくり深呼吸をしよう」とおすすめします。

苦笑いも笑いのうち

ぼくの診療所で、朝早く見る顔はだいたい決まっている。ご近所のスニーカーを履いた快活なお年寄りのひとたちとの軽いやりとりから、ぼくの一日が始まる。

その日は、珍しい顔が診察室に一番に入ってきた。大きな企業の男性社員で、もう四十代半ばになったろうか。「家族がみんな風邪になって」と、子ども二人も一緒に連れてきた。本人の診察をして、続いて長女の名前を呼んだ。最後に中学生になった長男を診察しながら、「この子が生まれるころに、いろんなことがあったのだなあ」と、そのころを思い出しながら感じるところがあった。

その患者さんは、当時はいつも夕方の最後に診察室に入ってきた。不安が強く抑うつの気分もあり、いつも長い話になった。長男が生まれたころは休職中で、まだまだ大変な時期だった。

元気のたまっていない患者さんが、ついつい、いいかっこうをした話になると、「出直してきたら」とぼくが突き放すこともあった。生きてゆくことはどろどろしていて、思い通りにゆかないことがいっぱいあることを繰り返して話していた。ぼくも苦しい時期で、自分にも言い聞かす時間だった。

「赤鉄橋を泣きながら歩いて帰ったこともありました」と、元気の戻った彼が口にしたこともあった。職場復帰して、少し揺れながらも、現在まで再び休むことなく仕事を続けている。そう、もう十年以上になる。長男の中学校の制服姿が、年月を物語っていた。

こころを相手にすると、風邪の患者さんを診察する何倍ものエネルギーがいる。ひと言ひと言に気を配る。会話がかみあって深まってゆくと、なんとも言えないいい気持ちになる。その反対ももちろんある。「それもまたよし」と、苦笑いができるようになるまで、ぼくも年季が入ってきた。

糖尿病の患者さんとの会話に苦笑いがある。「今月、血糖が高いですよ」「それです、先生。きのうおととい飲み会が続いて、それがいけなかったのです」と、明るく答える。二カ月の血糖の平均値を見ているのだから、きのうおとといだけのことではないのだが、言い訳が明るいから苦笑いするしかない。そしてこのような患者さんは、毎月なんらかの理由をきちんと準備している。ひとしきりの話を聴いて、「来月は期待していますよ」と、ぼくは決して叱らないで話を終わる。

お年寄りの世界も苦笑いが多い。きちんと説明したお年寄りが診察室を出てゆく。ほどなく、「さっきの話はわからなかったのでもう一度と言っていますが、どうしますか」とのこと。看護師がぼくの反応をおもしろがっている。「ようし、もう一回」と、苦笑いしながら患者さんを呼んで繰り返す。

介護の世界も笑うしかない場面がある。おむつの交換をやっと済ませて、まっすぐ上を向いてもらってひと段落と思っていたら、「おしっこ、出た」とのひと言で、またやり直し。ここで怒るか、笑うかで大違い。

いろいろな場面で、苦笑いで済ます余裕を持ちたい。「しょうがないなあ」と、ひと呼吸を置いたら楽だ。苦笑いができたらエネルギーの無駄遣いをせずに済む。

悠々と繰り返す四万十川の蛇行も、大河の苦笑いかもしれない。

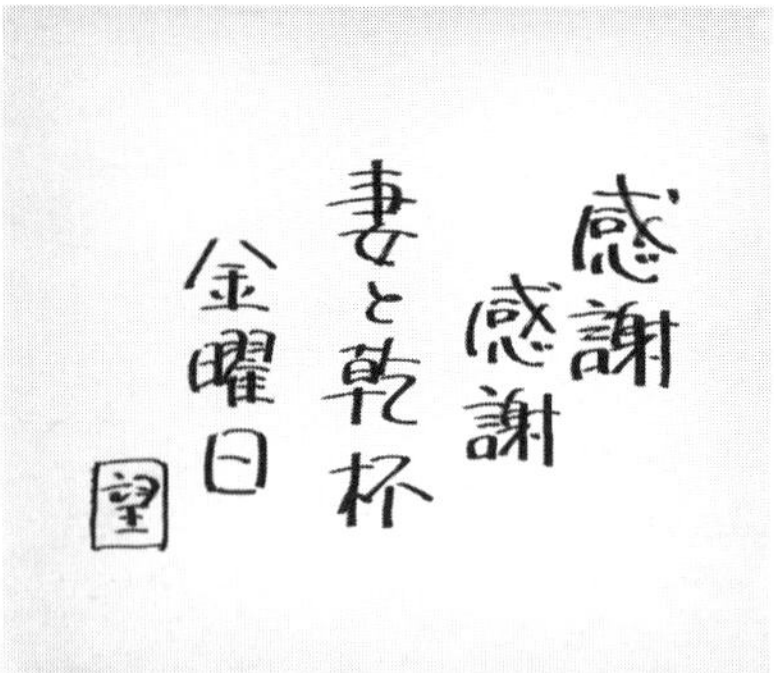

家庭のことはほとんど妻にまかせっぱなしの生活が続きます。ぼくを支えてくれる妻には、「感謝感謝」の気持ちでいっぱいです。「こころを言葉にしよう」と、患者さんにすすめるぼくは家庭でもよく喋ります。金曜日のほっとした夜に、ほろ酔いのぼくは妻にいっぱい感謝の言葉を口にします。

思い通りにゆかないとき ぼくならこうする

昔話をひとつ。大学を卒業して医局に入ったときに、指導医から話があった。「学生時代に学んできたことは忘れなさい。教科書の通りに患者を診ないこと」と、意表をつく内容だった。今にして思えば新人のぼくたちに、「臨床は思い通りにゆかないもの。型通りへのこだわりを持たないように」との助言だった。

ぼくは、大学の医局での八カ月の研修後、市中病院の臨床の場に出た。そこは大学の指導医の言う通り、「思い通りにゆかないことが当たり前」の世界だった。そして、「臨床はなんでもあり」の気持ちにだんだんなってきた。

臨床の毎日では、いのちにかかわる思いがけない場面が切ない。手術中の思いがけない大出血、さっきまで元気に話していた患者さんの突然の呼吸停止、ずっと診てきた患者さんに発見された末期癌。患者さんは一人ではなく、立ち止まれないから耐えられる、そんな毎日が続いたこともあった。

病気もそうだが、ひととひとのあいだで起こることも、思い通りでないことが多い。勝手に自分をしばり、苦しくなっている患者さんのこころを見る。思いがけないことが起こっても、「なんでもいらっしゃい」のこころで過ごしてゆけたらもっと楽になる。

診療のあとに予定が入ると、こころが落ち着かない。時間でしばると苦しくなる。終わろうとすると、激しい腹痛の患者さんが診察に来る。長い話の患者さんの終わり方がいつもと違う。

予定を立てるとなにかが起こる。ずっとそう思ってきた。勤務医のころ、病棟の歓送迎会で乾杯前に病院に呼び戻されたことは一度や二度ではない。「今日は酒を飲むなということなのだ」と、患者さんの急変にこだわらないようになってきた。

週末に徳島で川柳の全国大会があった。出席を楽しみにしていた。前日から、在宅の患者さんが食事をしなくなった。通院中の九十歳が低血糖発作を起こして、救急病院で処置を受けて戻ってきた。こうなると、川柳どころでなくなる。その週末は患者さんを診察して、たくさんのたまった書類を仕上げて、それはそれで意外に気持ちが楽になった。

子育てや介護の世界も一緒だと思う。「期待をするから落胆する」「予定をするとはずされる」、ここでかっとなったり、おろおろしないで、「そんなものそんなもの」と思えるかどうかだろう。

ぼくは臨床の毎日で鍛えられた。自分の子どものこと、親のことはその延長線上にあった。臨床のなかの思い通りにゆかないことにくらべたらといつも思っていた。

患者さんから子や孫の悩みを聞く。家庭を語ると、満点のひとはいない。「ちょっと心配をしながら、長生きをしようということですよ」と、激励にもならないことをぼくは口にする。

思い通りにゆかないことを前提にすると、気持ちは軽くなる。ぼくが臨床の場を飽きもせずにできるのも、親や子のことでいろいろありながら柔軟に対応できるようになってきたのも、そんな気持ちだと思う。

雨が降ったら四万十川の水が濁って、三日は漁が休みになると聞く。「天気には勝てん。しょうがない」と、川漁師は雨の日に診察に来る。

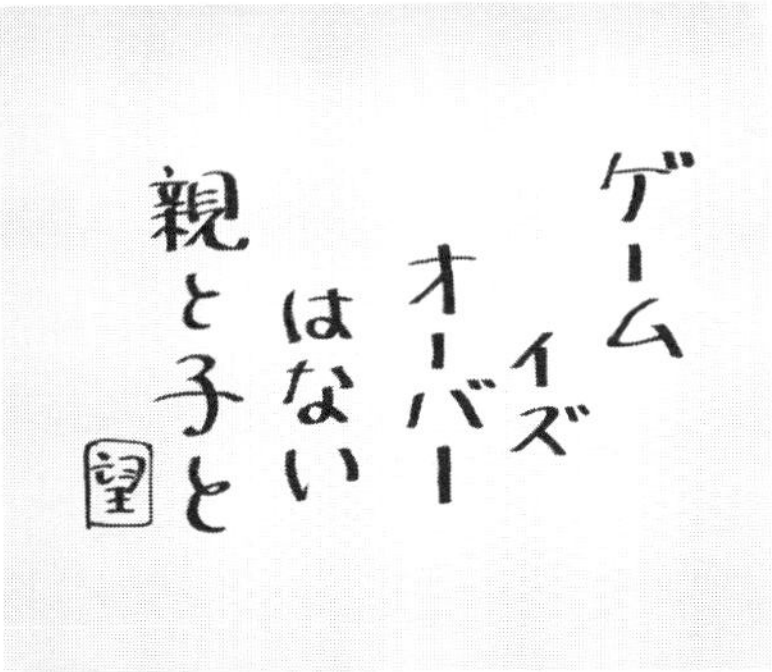

子どもたちが思春期のころにこんな気持ちでした。いろいろな問題があっても、ひとつひとつを乗り越えてゆくのが親子です。ほっとひと息するとまたなにかが起こります。「こころの問題が起こるのはなるべく早いほうがいい」と言いながら、わが家の子と親もいろいろありました。親子はいつまでも親子、「もうやーめた」はありません。

「沈黙」も会話のひとつ　もう少し、待ってみよう

診察室のぼくは、普通じゃないそうな。診療所に実習に来た若い医者や学生が、終わってからそんなふうに言う。自分自身は自然な気持ちで患者さんとやりとりをしているつもりなのだが、ほかの先生方とは違うと口にする。

「ぼくの外来診療は芸の世界ですから」と答えながら、ちょっとうれしい。長く外来診療を一緒にした看護師さんは「一番の特徴は待ちの姿勢」と、批評してくれたこともあった。

ぼくは沈黙も会話だと思っている。泣いている患者さんに、ひとしきり泣くのがおさまるまでしばらくなにも喋らず待つこともある。だから、診察時間は長くなる。

沈黙といえば、こんなことも。勤務医のころ、先輩の看護師さんが子宮癌の骨転移のために、別の公立病院に入院していた。「こんなにつらいなら、死んだほうがまし」と、食事を口にしなくなった。心配した看護部のひとたちから、自分の病院に帰ってくるように

ぼくは説得を頼まれた。

仕事が終わって、夜に訪問した。テレビがついていた。名前を呼ぶと振り返った。「みんなが心配しているよ。帰ってきませんか」と言うと、くるりと拒絶の背を向けた。それから四十分は経っただろうか、やっと振り向いて、「先生、まだいたの」とのひと言から自分の病院への転院の段取りが決まった。

ぼくはせっかちに診療所の通路をスニーカーで走っているのだが、こころの相手をするときには、ねばっこい。言葉をかぶせては喋らないし、さえぎることもよっぽどでないとしない。

金曜日の夕方、中学三年生の女の子が母親と一緒に診察に来た。受験勉強に乗り切れず眠られないと、問診票に母の字があった。名前を呼んだら、二人で入ってきた。母に向かって「出て行ってよ！」と子どもが腹立たしそうに言う。「おっ、いいぞ」とぼくはこころのなかで拍手する。いろいろ話したあと、リストカットの痕を見せてくれた。元気も落ちているが、エネルギーの持って行き場がわからないこころのようだった。

後日、母親と面談した。「いろいろ話してくれました。思春期の大揺れのまっただなかは大変でしょうね。期待しすぎないで、元気になるのを応援しませんか」とゆっくり話をした。母親は涙を見せていた。

最近、うまくゆかぬ夫婦の話が続く。「もうちょっと待ってみよう。関係はゆっくり変わってくるから」と、結論を急ごうとする若さへ「気持ちはわかるわかる」と言いつつ、やんわりと受け答えする。

待つことは、津軽の六年の雪が教えてくれた。どんなに騒いでもあせっても春が来ないと雪はやまない世界は、南国育ちのぼくには大きな体験だった。

こころは理屈では変わらない。説得では、長続きする変化は生まれない。子どもも夫婦も、大変さのなかでゆっくりと自分のなかで生まれてきた気持ちだけが自分のものになる。

四万十には靄が出る。朝、新聞を取りに玄関を出るとすぐ先が見えないほど川からの靄が流れてくる。仕事を始める時刻には、その靄はもうきれいに晴れている。

こころも一緒。自然のままにもう少し待っていたら、そのうちになんとかなると信じている。舞台は回るのだ。

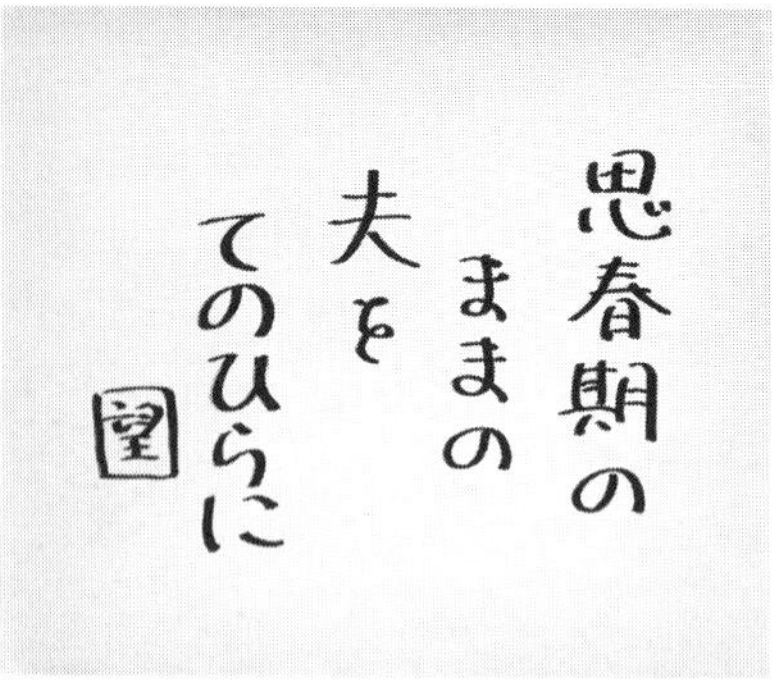

ぼくの若いときはぴりぴりした雰囲気があって、妻を悩ませました。いつかはぽきんと折れるのではないかという危うさがありました。そのぼくをてのひらに乗せて、指摘するわけでもなく、声を荒らげるわけでもなく、妻は上手に接してくれます。「まるうなった」と言われますが、妻のちからによるところが大きいと感謝しています。

言葉は無料 もっと伝えよう

診療を終えた土曜日の午後、珍しくなにも予定がなかった。患者さんの紹介状や介護保険の書類など雑用はいっぱいたまっているのだが、ちょっと今週の疲れを抜きたい気持ちになった。

四万十川を見下ろす診療所の二階に上がり、窓際の椅子に座った。電子カルテで疲れた目に、少し上流の向こう岸の森の緑が優しい。川はいつもより少し涸《か》れているが、あと十キロほどで太平洋へ注ぐ。百九十六キロの旅も終盤に差しかかっていると思うと、「先生、もう三年は生きられるかね」と問う、診察室のお年寄りの姿と重なってくる。

今年ほど訪問診療が天気に振り回されることはなかった。水曜日の午後をそれに充てているのだが、春から梅雨どきには毎週といっていいほど雨になった。

今年から電子カルテになり、訪問診療にノートパソコンを持参している。パソコンが濡れないように、往診鞄と一緒に持って傘をさす。傘をさすこと自体が面倒なぼくには苦痛だった。夏は水曜日がちょうど暑い回りになった。往診車の冷房が利いてくるまでに、次の家に着いた。

ぼくの訪問に合わせて、冷房を入れてくれる家族もいるが、お年寄りのうちわひとつの部屋では、汗だくでの診察になる。わざわざぼくをうちわであおいでくれる九十五歳の患者さんもいた。その気持ちは拝むほどうれしいのだが、冷房に慣れたぼくは話しながら額に汗がにじんできた。

子育てや介護の場面で、夫をはじめ家族のねぎらいのないのがつらいという話をよく聞く。ぼくは言う。「『わたしって、よくやっていると思いませんか』、胸を張ってそう言ったらいい。ねぎらいは待っていたらいかん。もらいたいときには、要求したらいい」。それにつけ加えて、「あなただからできるんですね」「よう辛抱していますね」と、ぼくは惜しみなくねぎらいを繰り返す。

ひと言のねぎらいがどれほどこころを軽くすることか。「お母さんは喜んでますよ。家で最期を迎えるのは最高の贅沢です。ようやった。ここまではなかなかできませんよ」と、認知症の在宅介護をやり遂げた家族に、ぼくは言葉をかける。

いろいろな今までの嫁姑の問題を聞く。「人間のこころはそんなにきれいじゃない、それでいい。憎しみを持ちながら介護するのも人間らしくていい」と思うようになってきた。夫婦も親子も同じ、きれいな関係はそう多くない。いろいろごちゃごちゃありながら、「ありがとう、世話になるねえ、すまんねえ」と、お互いにねぎらいを口にしたい。

　ねぎらいの不得意なひとがいる。「その照れを捨てたら楽になりますよ」とぼくはすすめる。「言葉は無料、ただです。相手を思い切りよいしょしたらいい。言わないと伝わらないことがいっぱいある。相手を想う気持ちは当たり前と思わないで口にしたらいい」と続ける。ぼくの父は晩年、母へのねぎらいの言葉を口にし出した。元来口数の少ない父は、「のぞみ（ぼくです）に影響された」と笑っていた。表現は変えることができる、父を見てそう思った。

　ひたすら手紙を書き送る、片想いの時代がぼくにはあった。「想いは伝えないとわからない」、いい歳になったが、その気持ちはぼくの臨床の現場で生き続けている。

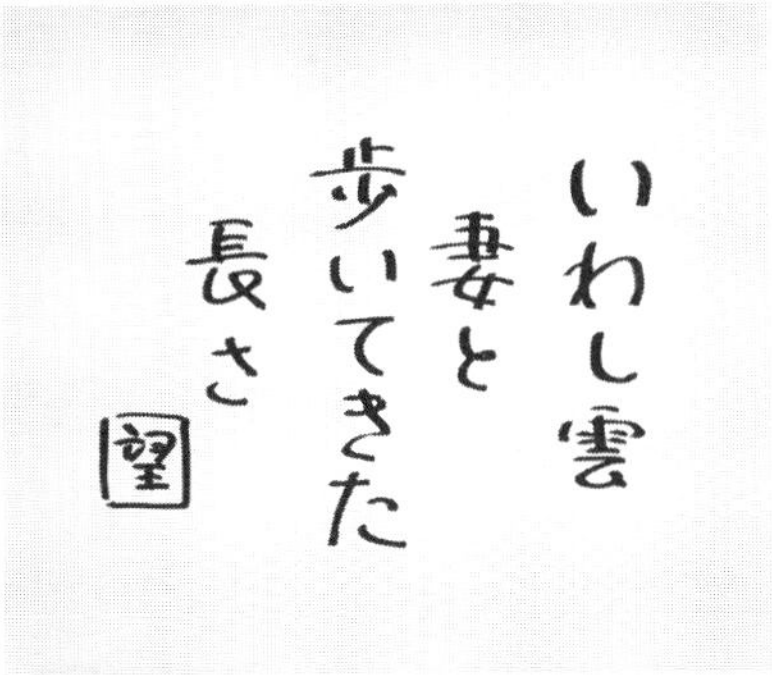

結婚して35年が過ぎました。ぼくの医療への姿勢の最大の理解者は妻です。エッセーの最初の読者であり、頼まれると断れないぼくの弱気と、人見知りする性格もきちんとわかって、背中を押してくれる役もしてくれます。家からすぐの四万十川の堤防を、二人で歩いているときに生まれた一句です。

コラム　小笠原望というひと②

〝バカになれる〟秀才

佐野紀夫さん（七六）
元 高知学芸中学・高校　教頭
（著者の中高時代の恩師）

小笠原君が中高一貫の高知学芸中学へ入学した一九六四年、私も新任の英語教師として赴任しました。同時にテニス部の顧問になり、そこへ小笠原君が入部。以来、現在に至るまでの長い付き合いが始まりました。

顧問になったものの、中学専用のテニスコートはありません。学校と交渉し、コート三面分の赤土は学校が準備するかわりに、コート作りは生徒たちで行うことに。学校から一《キロ》離れたコート予定地にリヤカーで作業道具を運び、来る日も来る日も赤土の山をならし、ローラーを引く毎日。公式戦は一回戦負けが続きましたが、小笠原君が部長になり臨んだ中学三年時の県大会では団体優勝。小笠原ペアはダブルスで二位の快挙。赤土まみれから始まったチームに女神がほほえんだのです。テニスを通じて「ゼロからでも、やればできる」の精神構造が培われたことでしょう。

学業面も優秀。正真正銘の「開校以来の秀才」で、中高の生徒会長も務めました。その正義感で教師と張り合うこともありましたが、彼がすごいのはそんな場面でも常に「落としどころ」を心得ていたこと。校内には「小笠原の言うことなら正義」のムードがありました。

そんな存在でありながら、場を作る天才、バカになれる秀才でもありました。中一のとき、テニス部合宿恒例の「演芸大会」で、女子の水着を着て登場したのにはびっくりしました。ここまでサービス精神があり、行動に移せる人物はめったにいません。高校生になると、関心は恋愛。当時の「校内のマドンナ」との、爽やかな交流が今でも目に浮かびます。「明るい場所で、複数カップルで！」と、男女交際には厳しい学校でしたが、小笠原君と彼女が校舎の二階の窓辺で談笑している姿は、まさに「絵になる青春」でした。ある年の年賀状には「恋人のいない先生を歯がゆがり」と私への一句が。私も教師ですから、生徒に「実はなぁ、私にも……」とは言えませんよね（笑）。

大学入学後の「大失恋」の身を、新婚早々の私のところに持ち込んできたのが一九七二年。「ぼくのお嫁さんは先生が見つけてくれる約束でしたね」と迫られました。そこで、のちの伴侶となる睦子さんを紹介。仲人もまかせてもらい、彼から受けた様々な相談ごとも一緒になって解決してきました。「佐野先生に強く影響を受けた」と彼は言ってくれます。私も四十数年の教師生活のなかで、ここまで濃厚な師弟関係が続くのは小笠原君だけです。

彼の川柳のひとつに「てのひらの水をこぼさず生きてきた」があります。「水」は小笠原君、てのひらは間違いなく睦子さん。見ていると、そんな夫婦になってきたように思います。最近、お二人に初孫が誕生しました。四万十川もきっと、ほほえんでいることでしょう。（談）

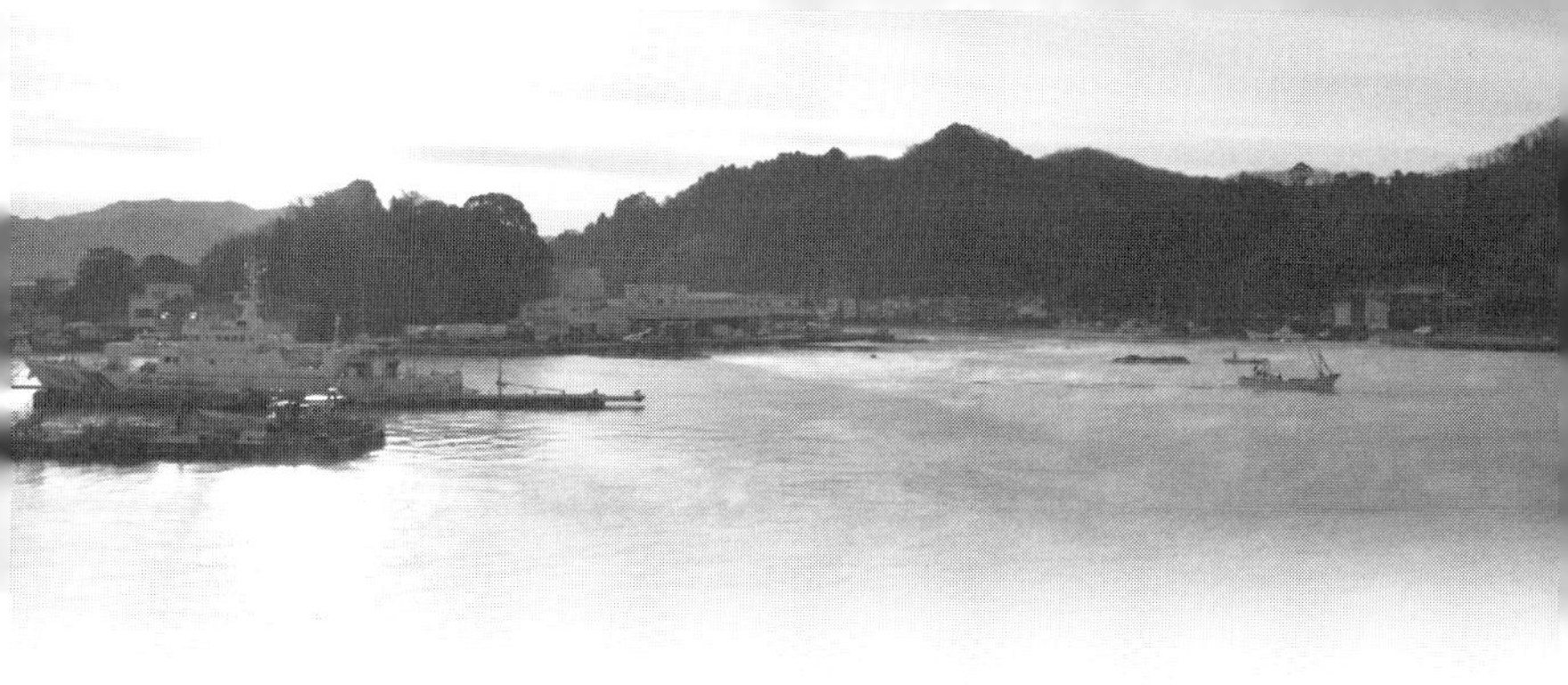

第3章 ― 2013年～2014年

四万十の流れはささやく

外来と在宅の日々は「気遣い」に守られながら

「四万十の絶滅危惧種です」と、高知で開催された在宅医療の全国大会で自己紹介したら、若い先生がおもしろがってくれた。在宅医療は在宅だけを専門にする診療所が都市部では主流になっている。ぼくのような外来診療をしながら在宅もというのは、昔型で少なくなった。

「外来の診療中に呼ばれたらどうするのですか」、若い先生からは聞かれる。そう、そんなときはゼロではないが、今までにほんの二、三回。「この時間帯は困るなあ」と思うときは、患者さんのほうが避けてくれる。それに、気になる在宅の患者さんは、診療の始まる前に診察に出向く。「今日は大丈夫」「これは大変になりそう」、そんな心づもりをして外来診療を始める。

遠出で不在のときになにか起こることも少ない。「留守のあいだになにも起こりませんように」、列車に乗る前にぼくは祈る。土佐くろしお鉄道中村駅のホームはぼくの祈りの場所でもある。

在宅の患者さんを訪問中に、目の前で呼吸が止まるのは珍しいことではない。たまたま日曜日の午後に、なにげなくぶらりと寄ったら、あっという間に最期を迎えた患者さんもいた。

朝の五時過ぎに枕元のケータイが鳴った。肺癌の患者さんの調子が悪く、前夜遅くまで点滴をしていた。その患者さんの家からだと思った。「先生、母が息をしていないみたいです」と、別の近所のひとからで、夫を家でぼくが看取ったひとだった。二週間前に食事を取らなくなって、また食べられ出したところだった。認知症になって、もう十年は過ぎただろうか。

昨夜から往診鞄を自宅においていたので、すぐに往診車で向かった。元気だったころの夫婦を思い出しながら、臨終を告げた。家族と十年を振り返りながら少し話をした。

診療所に帰ったぼくは、気になっていたきのうから調子の悪い患者さんの家に電話をした。「すやすや眠っています」と、家族の穏やかな声だった。「呼吸停止らしいです。また家に着いたら連絡します」。そんなに間はなく、訪問看護師からの慌てた電話だった。

明け方の静かな最期だったのだろう。昨夜は喉《のど》のごろごろが続き、遅くまで処置をした。静かな様子を家族はよく眠っていると思っていたのだ。「お疲れ様でした。三カ月間、よく看てあげましたね」と、臨終を告げてから家族をねぎらった。明け方に二人のいのちを看取って、ぼくは診療所に帰って診療を始めた。

その前々日には、診療の始まる前に診察に行ったぼくの目の前で、患者さんが亡くなった。前夜に、家族とこれからをどうするかを話し合ったところだった。

「お母さんはみなさんに気配りをするひとだから、今までのようにさっと切り抜けるか、ぽきっと折れるようなあっけない最期かもしれませんね」と、ぼくは口にした。早朝にぼくが診察を始めたときにも、呼吸はきちんと正確だった。意識もしっかりではなかったが呼びかけには反応があった。あっという間の最期だった。息子を呼んだが、最期にやっと間に合った。「ありがとう。ありがとう」と、息子は母の手をさすっていた。

偶然はない。臨床の毎日でそう思う。ひとの死の場面でさえも、そのひとの意図を、気遣いを感じる。そんな臨床の場でぼくは守られてきた。

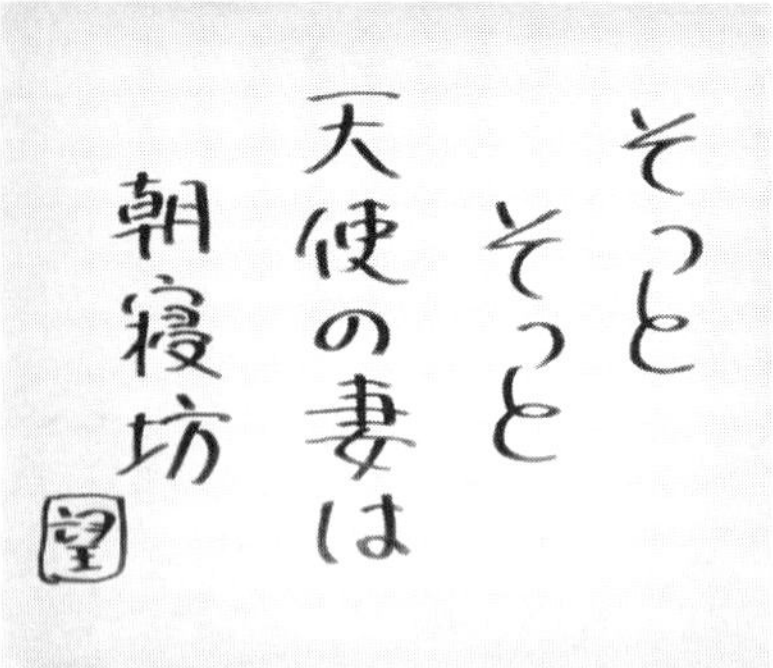

長く夫婦として生活してきても、影響を受けて似てきたところと、どこまでも違うなあと思うところがあります。子どもたちがこのごろ、ぼくたち夫婦の組み合わせをおもしろがります。ぼくは休日も6時に起床、天使の妻はゆっくりと眠ります。そのほかにも違いは違いとしてそのままに、絶妙の漫才コンビのようになってきました。

こころの様子は、身なりに表れる

母の髪を切った。母と一緒に住む兄嫁と妻と、そしてぼくとの三人がかり。診療所の忙しい時期を乗り切って、久しぶりに妻と実家に帰ったときだった。

昼間に布団で横になっていた母に声をかけると、腰をかがめて食卓に出てきた。その様子にちょっとびっくりした。電話の母は腰痛を嘆きながらも、変わらぬ元気な声だった。「髪をきれいにしたら」と、母には前々からすすめていた。「天気のいい日に、美容院にそのうち行くから」と、あいまいな返事が続いていた。

母は八十九歳。食卓に出てきた母の髪はやっぱりそのままで、後ろの髪は輪ゴムでくくっていた。相変わらず腰の調子が悪いと言う。腹も張る、それがもっと大変だとも訴える。

いつもよりも早く母が自分の部屋に引っ込んだので、ぼくが説得に行った。「髪だけでもきれいにしようよ」と、患者さんに話すように繰り返した。ぼくの本気を感じたのだろうか、母も本心は伸びた髪をうっとうしく思っていたのだろう、「そんなに言うなら」と、しぶしぶ髪を切ることに同意した。

兄嫁と妻が、ハサミとカミソリでずいぶん多くの髪を切った。「こっちがまだ多い。ここここ、そうそう」とか、ぼくは理髪店のエプロンのようなものを持ちつつ、指示を続けていた。切り終わると、なかなかの出来栄えだった。

しばらくして、母が食卓に戻ってきた。「あたまが軽くなった」と、少女のような笑顔だった。あんなに嫌がっていたのが嘘のように、後ろ髪を触ってはさっぱりのいい顔だった。

一カ月に一回訪問診療に行く、有料老人ホームの九十二歳の女性がいる。時々、便秘や喘息《ぜんそく》のような症状でばたばたするのだが、落ち着いているときはいつもにこにこしている。

今月も順調。あたまには緑のベレー帽のようなもの、薄化粧どころか、顔もきちっとしわが見えないくらいに塗っている。口紅がまっ赤で、ときにちょっとくちびるをはみ出しているときがあるのがご愛嬌。ぼくの診察の日だけの化粧なのかは聞かないが、ぼくもにこにこしながら「お歳には見えませんよ。元気でいいですね」と声をかける。

「このごろ、化粧し出したのよ」と、妻が母親の様子を言う。脳梗塞のあと転倒しやすくなり、ここのところぼくたちの家で過ごしている。その義母はこのごろ調子がよく、散歩をしたり、食事に友人と外出するようになった。となると、女性は化粧をする。外出の予定がなくても、最近は化粧をしていると妻から聞いた。

患者さんの身なりは、こころの様子を表している。こころが落ち込んでぎりぎりのひとは、男性は髭のそり残し、女性は髪はぼさぼさ、すっぴんで診察に来る。化粧をしているひとはまだ余裕がある。

「美容院に行ってきました」と、何回目かの受診のときに患者さんが口にする。「もう大丈夫ですね」と、素直に驚いていてそして一緒に喜ぶ。

母の電話の声は変わらず力強い。やっぱり顔を見て話をしないと本当はわからない。二週間後に家に帰ったら、食卓にちょこんと座っていた。川柳を見てくれとノートを持ってきた。「いい感性をしている。素晴らしい」と句を褒めたら、うれしそうだった。

「この腰のつらさは、内科の医者のあんたにはなんぼ言うてもわからんやろう」には苦笑いをするだけだが……。

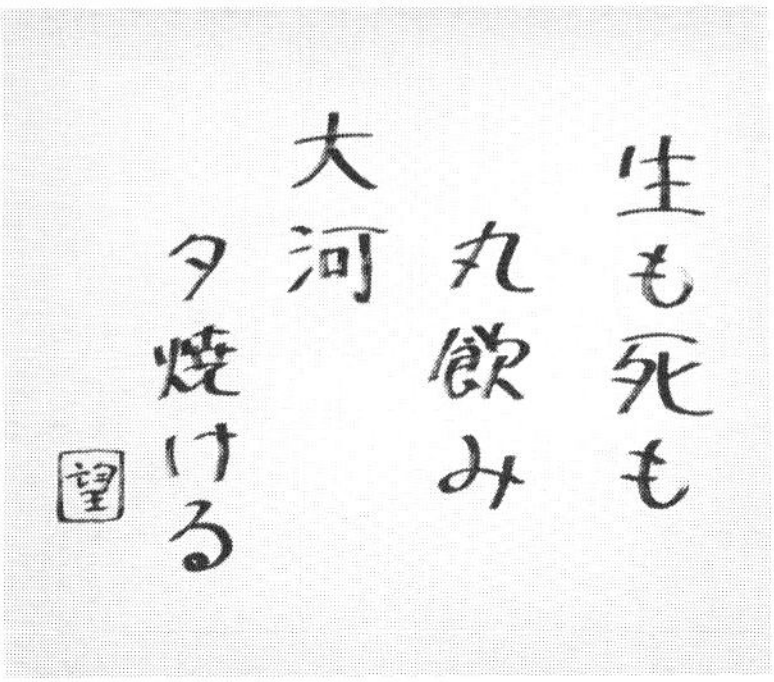

全長196㌔の四万十川。河口に近い堤防を訪問診療を終えて車で走るとき、上流の山々が夕焼けています。夕焼けを見ながら、超高齢者の毎日、精いっぱいのぎりぎりのいのちを思います。いのちを支える介護する家族の顔も浮かんできます。そして、大河のなかには何億のいのちが生まれ、そして死のあることも感じつつ……。

親子のかかわりは、「待てるか、信頼できるか」

わが子のこととなると、みんなきれいごとをかなぐり捨てたように一生懸命になる。診察室でも、自分の話はそこそこにして、子どもの相談になる。

「子どもさんがその気にならないと場面は変わらないのではないですか。親のできることは、わが子であるあなたを信頼していると伝えること。それが一番の応援ではないでしょうかねえ」、そんなふうに言うことが多い。

長くお世話になった香川県の保育園長が退職するので、退職の記念式に出席した。「香川いのちの電話」も含めてのお付き合いだった。香川県で勤務医をしていたころは、保育所、小学校を回ってこころの話をしていた。久しぶりの保育所での話だった。このごろは子どものこころとのやりとりは少なくなってきたが、やっぱり興味がある。

わが家の子どもたちは、三人とも成人して一人歩きをしている。それまでには、三人三様いろいろなことがあった。「自分が診療や講演で言ってきたことをわが子にも」、それだけは大切にしてきた。大変なときに、妻は手術で入院するという、にっちもさっちもいかない場面もあった。患者さんとのかかわりを思い出しながら、なんとかしのいできた。

それでも、どうしようもなく対応に迷ったことがあった。医者でもカウンセラーでもないひとに相談した。何回か会合でお目にかかっていた。「このひとの言う通りにしよう」、ぼくは患者になったつもりで話を聴いた。妻がびっくりするほど、ぼくは素直にそのひとの意見通りにした。「信頼せよ。待て」、ぼくがいつも口にする言葉を、そのひとはゆっくりと柔らかく伝えてくれた。

わが子のことには冷静でなくなる。あんなひとがどうしてと思うほど、混乱する。うまくいっているときはどうでもいい。なにかあったときに「待てるか。信頼できるか」を突きつけられる。

思春期のこころは嵐のなかにある。その相手にはエネルギーがいる。お年寄りのこころもまた思春期に似ている。表現しないことは一緒だし、揺れ幅の大きさもまた似ている。自分では表現しないこころをわかってほしい気持ちも一緒。親子のかかわりは、親も子もどの世代でも難しい。

大腸癌と診断されて六カ月を在宅で過ごした、八十歳を超えた患者さんが亡くなった。その朝も食事をして、急な最期だった。孫娘がずっと介護をしていた。小学校教員の免許を持っているが、今は仕事がないという。飲み込みの悪い祖父に、食事の工夫をあれこれ試していた。

「あなたはセンスがいい。教師もいいが医療でも通用するよ」と、介護の手際の良さを褒めた。二十代の孫がこんなに気持ちを込めて介護する様子にすごいなあとこころが動いた。それまでに、祖父がどんなかかわりをしてきたのかいつも想像していた。

臨終を告げたぼくは、家族に説明とねぎらいを口にした。妻は最後の三日間にインフルエンザになったことを悔やんだ。「それはそれ。今までよくされましたよ」と言った。介護の中心になった孫娘には「あなたがいたから、こんな最期が迎えられた。おじいちゃんは喜んでいるよ」と伝えた。

こんなことは初めてなのだが、孫に握手の手を伸ばした。ぼくは祖父に代わってのありがとうの握手をした。

子どもや孫、若者は若者でしっかり考えている。そう信じている。

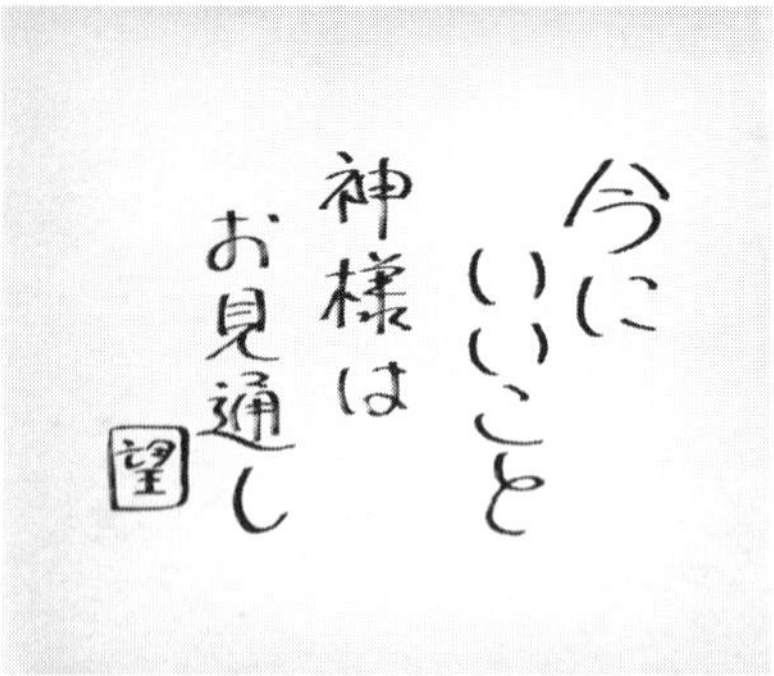

医療の仕事をしていると「神様はそんなに不公平ではない」と思います。土に生きたひとの豊かなしあわせを見ますし、社会的な喝采を浴びたひとの寂しさを感じます。「死を迎えるときは、あいこ」、ぼくはそう思っています。今が大変なひとは、晩年には神様がいいことを準備してくれています。こころからそう思います。

ある患者さんの「こころ配り」を思う

「私にできることがありましたら、なんなりと言ってくださいませ。遠慮なさらずに。本当に皆様にお世話になります」

小規模多機能施設に入所中の九十二歳の患者さんが、繰り返して口にする。今年になってから認知症がだんだん進んできた。一方では、顔や足が腫れてきた。心不全なのだが、呼吸が苦しくなっても、この言葉は変わらない。

しだいにからだの状態は深刻になり、施設の責任者と息子とこれからを話し合った。「母らしさが失われないような流れを」が、息子の希望だった。病院への入院は望まない気持ちが伝わってきた。利尿剤を使うのだが、貧血があり、とにかく安静が保てない。部屋のポータブルトイレを嫌がり、トイレまで移動するほど、清潔へのこだわりは強かった。介護職員はその都度、トイレまで誘導していた。

病院に入院するか、このままなじみのなかでできる範囲の治療を続けるか、ぼくは迷った。そしてこの施設は、今まで看取りの経験がない。

いろいろと工夫するのだが、治療に反応せず、いよいよ看取りが予想される場面になった。施設ではカンファレンスで職員の意思統一をした。職員の緊張が出入りをしていてよくわかった。

外来診療の始まる前と夕方に診察に行った。金曜日の夕方に診察に行くと、午後からは調子が悪く咳も出ると聞いた。ぐったりしていた患者さんが大きな咳とともに目覚めて、ぼくに気がついた。

「まあ、先生。ありがとうございます。お世話になります。私にできることが……」のいつもの言葉が出た。苦しそうなのににこにこしている。診察を終え、施設の職員と打ち合わせをしばらくした。そして帰るとき、「帰ります。また来ます」と座椅子に座る患者さんに手を振ったら、小さな手を振ってにっこり応えてくれた。

翌日の午前中には東京から妹と甥《おい》が面会に来た。長い時間の話になったらしい。ぎりぎりの状態なのに、言葉を交わしたと聞いてびっくりした。

土曜日だった。隣の宿毛《すくも》市の川柳勉強会へ行く途中、診察のために施設に立ち寄った。ぼくはまだまだいのちがどうこうなどとは考えていなかった。

ぼくを見て、にこっとしたが言葉は出なかった。診察をしているうちに、あらあらというように呼吸が乱れてきた。慌てて職員と一緒に和室から自分の部屋に抱えて移ってもらった。

施設の職員三人とぼくとで、最期を看取った。臨終を告げて、時計を見た。そのときに、家族が駆けつけた。「本人らしく」が施設の職員の気持ちであり、家族の希望だった。ぼくは点滴も心臓マッサージもせず、静かに息が止まるのを見つめていた。

最期は妹とも会い、ぼくの外来診療の終わるのを待っていたようなタイミングだった。夜勤の時間帯を避けて、医者が来るのを待ったのは、施設の介護職員が動揺しないように、本当に「私のできること」をしていただいたように思った。

認知症になってもこころは伝わる、そしてこころを伝えることができるのだ。ひととひととの関係は終わることはない。「私にできることが……」の言葉を繰り返した患者さんの、ぼくたちへのこころ配りを十分に感じさせられた。人間はやっぱりすごい。

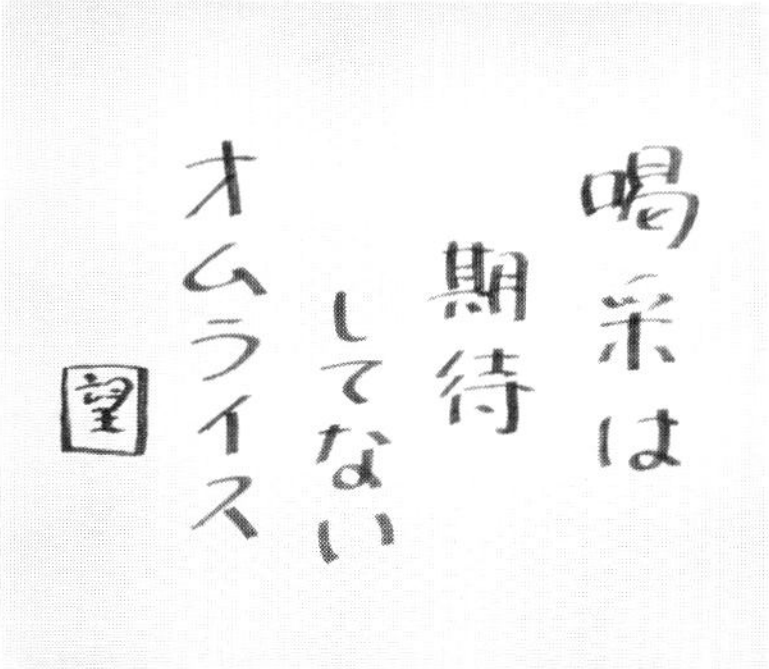

ぼくはオムライスが大好きです。フランス料理や凝った皿に盛られた和食と違い、どこにでもある地味な料理です。どんな味かとわくわくさせることなく、おなかを満たしてくれます。川柳雑誌の編集者のような、裏方の役割もぼくは楽しんでいます。医者の仕事も、いのちを支える裏方のような気がします。

四万十の流れはささやく「なにごとも、ほどほどに」

「転ばんように、風邪を引かんように。気をつけてよ」。診察室を出てゆくお年寄りに、ぼくは大きな声で念を押す。「言うのは簡単だけれども」の、後ろめたさを隠すようにこころを込めて繰り返す。「そんなことを言われてもねえ」と、笑いながら言葉を返すしっかりした九十歳もいる。

「ほどほどにしようよ」と診察室で口にすることが最近多い。畑や庭の草を引き始めたら、最後まできれいにしないと気が済まないひと。自分に熱があっても、孫の守りを断らないひと。「肩が凝る」が口癖なのに編み物やパッチワークを何時間でも続けるひと。

頑張る、きちっとしていないと気が済まない、頼まれごとをしょい込む、息を詰めて肩のちからが抜けない、いろいろある。そして、からだが悲鳴をあげて初めて受診する。検査をしても異常は見つからない。そんな場面からぼくの出番になる。

自分でも気がついているのだが、限界の一歩手前で止まれないタイプのひとがいる。そういうひとが、肩が凝る、疲れが朝に残る、頭痛がする、ふわふわするなど、しっかりしない毎日になる。不調を辛抱しながら頑張るから、ますます悪循環になる。

「ちからを抜こう」を、ぼくが繰り返すものだから「これでもまだ頑張りすぎでしょうか」と、なじみの患者さんが笑う。他人の大変さに気づきのよいひとは、自分がわかっていない。他人には的確な助言ができるのに、自分の本心に気づいていないことが多い。

介護の様子を見ると、そのひとがわかる。「そこまでしたら続きませんよ。もっと手を抜いて」と、つい声をかけるほど一生懸命のひとがいる。一方で介護の達人は、ちょっと不謹慎ではないかと思うほど、楽しみながら世話をしている。子育てもきっと一緒だろう。

ほどほどが一番いい。ぼくはきちっとした少年だった。臨床の現場に出てから変わった。済んでしまった細かなことにこだわると、次の患者さんに迷惑をかける。そんな場面を何度も何度も繰り返しながら、だんだんと切り替えができて軽くなってきた。

「できることはできるし、できんことはできん」と、自分に言い聞かせながら、それが自然になってきた。妻の自然なおおらかさも、ずいぶん救いになった。「今日はここまでにしたら」と、今はぼくが妻に声をかけることも。

どの世代も、それぞれ大変だ。きっちりとしたひとが疲れている。検査では異常のない症状を訴えるひとに、こころはどうだろうかとぼくは聞く。

「だけど、この頭痛さえよくなったらなんでもできます」との反論もある。「こころもからだも、これ以上はこらえてくださいの信号じゃないでしょうか」と、ぼくは柔らかく答える。からだはへとへと、こころはがちがち、そんな状態になっている。

「このごろちょっと大変で、先生の顔を見に来ました。話を聴いてもらったら楽になりそうで……」と、久しぶりに診察室に来る顔もある。

四万十川の堤防を歩くと、河川敷の柳が川風に揺れている。大河はいつものようにいつものところで、左岸から右岸に流れを変える。

「自然なこころとからだで毎日を過ごしなさいよ」と、川の風景はささやいている。「無理をしたらいかん。ほどほどがいい」、そんな診察室のやりとりが今日も続いている。

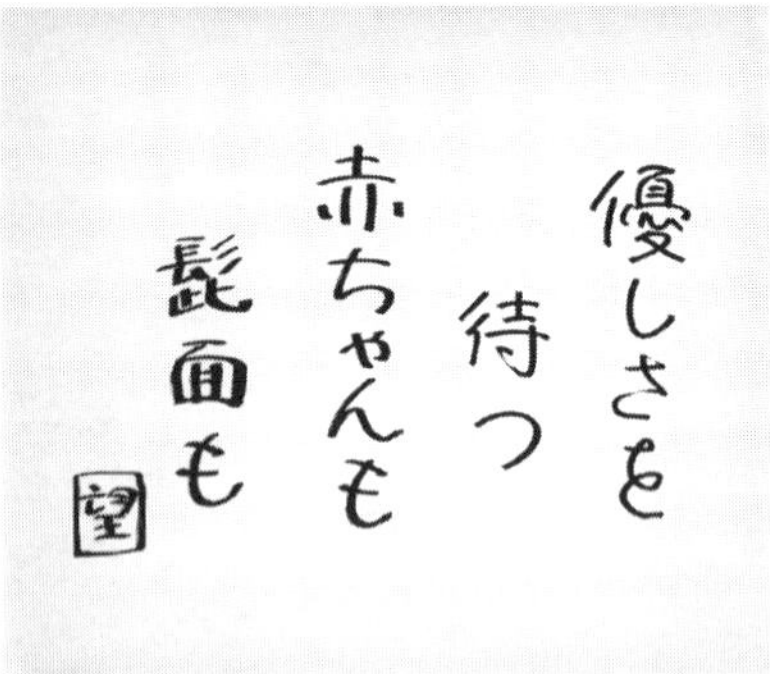

元気なときは、好きなようにさせておいたらいいといつも思います。つらいとき、寂しいとき、切なさを感じたとき、ひとの優しさが欲しくなります。優しく抱かれたい気持ちは、赤ちゃんも、いつもは肩をいからせている髭面《ひげつら》の中年も一緒でしょう。ぼくは診察室で「人間は大変やねえ」と、言葉でつらいこころを抱いています。

無床診療所での看取りが教えてくれた大切なもの

「入院しませんか」、ぼくの問いかけに九十四歳は、首を横に振った。熱が下がらない、その熱の原因がもうひとつはっきりしない。

介護する娘も、入院には反対した。ぼくの診療所には入院の設備がない。「ここでできることをしてください。最期はわたしが世話をすると決めています」と言う。毎日の抗生剤の点滴が続いた。検査の結果も少しずつ良くなり、笑顔も見られ出した。

ひと段落して、二週間過ぎた夜だった。ぼくのケータイが鳴った。「三十九度の熱が出ています。今から連れて行ってもいいですか」、慌てた娘の声だった。ぼくはちょうど診療を終えて、最後の患者さんと面談をしていた。看護師はもう帰っていた。「どうぞ」と、軽く答えた。

ほどなく、車椅子に斜めに座った患者さんが家族と来た。雰囲気がいつもと違う。昼もきちんと食事をしてからの、急な変化だったという。まず、解熱剤を飲んでもらった。ここまでは、意識もあった。呼吸が荒い、しゃくりあげるような激しさだった。点滴を始めた。そして、家族に言った。「救急車で県立病院に行きますか。それともここでできることをして、家に帰りますか」。娘と娘婿の意見が違った。「前のときも病院をあんなに嫌がっていたから、先生に診てもらいたい」と娘。「そんなに悪いんだったら、病院へ行こう」が娘婿。

ぼくは、患者さんのいのちにできることをしよう、家族の気持ちのままにと決めていた。時刻は午後七時半を回っていた。点滴室での処置をしつつ話が続いた。

娘の意見が通った。「ここで先生に診てもらったら、それが母には一番いい」、そう言った。「いのちがかかりますが、いいですか」と、念を押した。

目の前の患者さんの呼吸が浅くなってきた。駆けつけた家族が「楽になったみたい」と言う。孫やひ孫がたくさん集まってきた。

この段階で、ぼくは診療所での最期を覚悟した。娘もそんな言葉を口にした。無床診療所の点滴室が、看取りの部屋になった。紛れ込んだ季節はずれの蚊がベッドの周りを飛ぶ。孫がその蚊をパンパンと手で追う。昼間と違う、なにか変な光景だった。

九十四歳の最期を静かに看取った。救急車を呼んでいたら、車内で呼吸停止だったろう。

気管内挿管して病院に着いたら、人工呼吸器だったかもしれない。「病院で管《くだ》につながれるのを母は嫌がっていた。最期はこれがよかった」。母を想う、母に似た娘のきっぱりとした言葉が印象的だった。

嵐のような一時間だった。たった一時間が長かった。生き方と同じように、死に方も希望すればかなえられる、そう感じた夜だった。

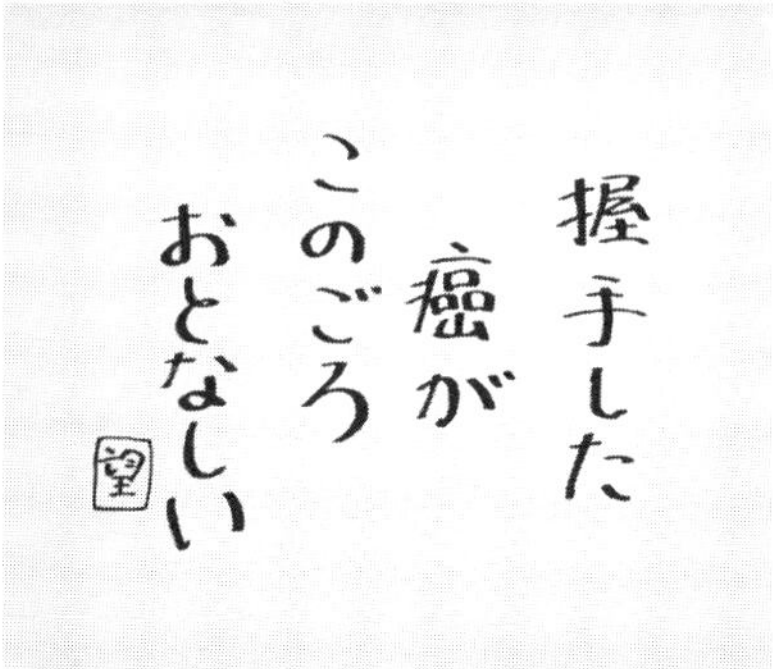

癌の患者さんと、診察室で向かい合います。「もう3年です」と、手術からの期間を口にします。こころの緊張を取るのがぼくの役目、楽しい話題を探します。前立腺癌、乳癌、肺癌、以前のような切羽つまった暗さがなくなりました。転移があっても、癌と握手する気持ちで、少しでも長く楽しくと肩のちからの抜ける話を続けます。

いのちのかかる場面でこそこころをもって語りかけたい

四万十川に沿った公園で、ぼくは迎えの車を待つ。三カ月に一度、四万十川の上流の旧西土佐村の川柳教室に出席することは以前にも書いた。途中まで社会福祉協議会の担当者に迎えに来てもらう。

ぼくの運転技術では、ここから先の四万十川に沿った道は自信がない。待ち合わせ場所は、家から車で二十分のところだが、川を見ながら瀬音を聞いているとこころが落ち着く。

あの場面この場面と、患者さんのことが浮かんでくる。この週のこと。「肺癌が進行して、化学療法のあとに手術をすすめられているのだがどうしたらいいか」、ぼくのような田舎医者に最新医療のことを聞かれてもと思いつつ、答えの言葉を探した。七十歳を超えた女性の患者さんだった。

「本心はどうなのですか」、話がひと通り終わったときに尋ねた。東京までセカンドオピニオンを求めに行ったあとだった。ぼくの役割はこころの整理なのだろう。

「わたし、こんなに元気なんです」を何度も強調した。「それが手術をしないと余命半年と言われました」。胸の写真には腫瘤《しゅりゅう》が写り、血液検査も異常な値がある。

「来月、アメリカに行ってもいいですか」と聞かれた。「どうぞ、いいんじゃないですか」と答えつつ、自分では手術を見送ると決めているんだなと感じた。両手で握手をして、診察を終わった。

向こう岸に近い瀬を流れる音が聞こえる。いのちのかかる場面での対応がそれでよかったか、少しずつ自分のこころも整理ができてくる。

その週にはもうひとつ。朝、診察を始めたところだった。看護師さんが、「点滴室の患者さんを見に来てください」と、慌てた声だった。心電図は心房細動。心拍は百五十だった。「胸が苦しい」と言う。「こんなことは前にありましたか」「何年か前に、お世話になりました」、ここで「ああそうか」と気がついた。

しばらくぶりの顔がやつれている。「あれから大変です。抗癌剤を使うと血液が異常になります。肝臓に転移があり、全身が痛みます」と言う。心房細動がおさまるまでに話を聴いた。ぼくと同世代で、お世話になった近所の方だった。百キロ《キロ》離れた大学病院に通っているとのこと。こんな事態は、全然知らなかった。

「今日のことを主治医の先生に報告を書きます。今後はぼくを現地駐在員として使ってください」と、心拍の落ち着いた患者さんに言った。

いのちにはいつなにが起こるかわからない。だから、いのちには優しくといつも思う。病気になってから、老いたからではない。こころを言葉にしてやりとりをしたい。なんでもありの臨床の現場に立ち続けてきたぼくは、こころからそう思う。

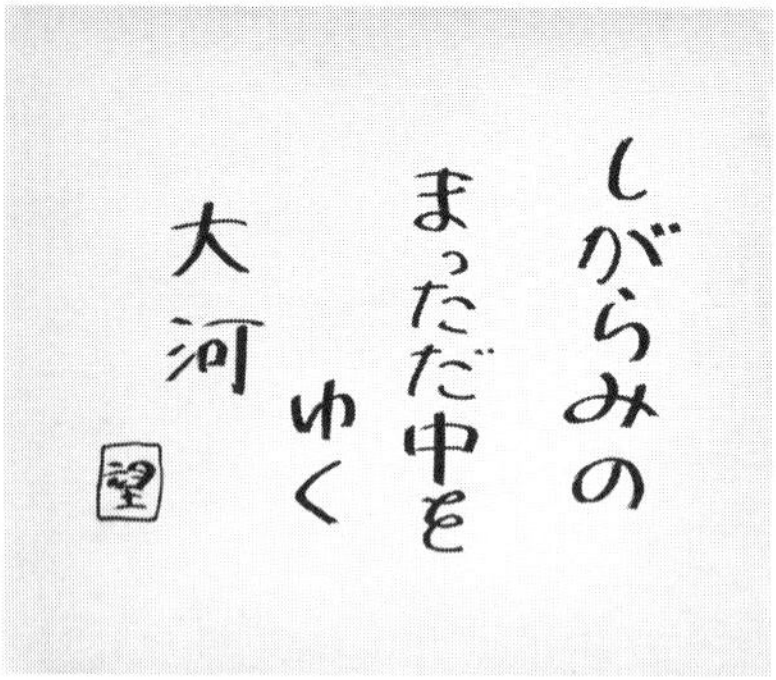

都会には都会の、田舎には田舎のしがらみがあります。田舎の人間関係の濃さは、両刃《もろは》の剣。心地よさもうっとうしさもあります。駅前でタクシーに乗ると、運転手さんに「先週もお出かけでしたね」と指摘されます。そんななか、「そんなことはちいさいちいさい」と、四万十川は悠々と蛇行して流れを変えません。

目の前の「いのち」に田舎医者の血が騒ぐ

ぼくの住む旧中村市の一条大祭が終わると、四万十は冬の準備に入る。高知県でも、ここ四万十は雪がよく降る、それに寒い。

この秋、田舎医者の血が久しぶりに騒ぐ場面があった。肩凝りの患者さんを診察中だった。肩をもみながら背中に話しかけていたら、肩の注射を希望された。ちょうど注射液のアンプルを切ろうとしたところだった。

診察室の入り口の暖簾《のれん》から、事務長が顔を出した。顔を見ただけでただごとでないことはわかった。「駐車場の患者さんの息が止まっているそうです」と、早口で言った。ぼくは走った。駐車中の車内の後部座席に、おととい診察したばかりの神経難病の七十代の男性が座っていた。息をしていない。心肺停止の状態だ。家族は車から降ろそうとして、初めて気がついたそうな。

患者さんを抱え上げて、ストレッチャーに移した。待合室を横切って、点滴室に運び込んだ。このときには無我夢中。無床の診療所で設備が十分でないことなどあたまにはなかった。とにかく救急蘇生を、の気持ちだけだった。患者さんの病名も意識しなかった。

さあ、この目の前のいのちになにができるか、久しぶりに医者としての技術が試される場に巡り合った。本当のいのちへの優しさは、だれも予想しない突然の出来事からいのちを救うことなのだ。マスクでの人工呼吸、心臓マッサージをしながら、まず気管内挿管をした。点滴も始めた。

人工呼吸のバッグを押しながら、看護師さんたちが代わる代わる心臓マッサージを続けた。全部の仕事を中断して、このベッドに集まった。

三十分が過ぎた。心拍は再開しない。「いのちの最期は自然なかたちがいい」、勤務医のころから、ぼくは徹底していた。そのぼく自身がびっくりする言葉を口にした。「精いっぱいしているのですが、難しいと思います。会わなければいけないひとは来ていますか」と、家族に聞いた。「婿が孫を連れに行ってまだ戻っていません」とのこと。そしたらと、心臓マッサージを続けた。なにげなく心電図に目をやると、波形が出てきた。「戻った」。心電図に看護師さんたちも見入った。

「心臓は自分で打ち始めました。県立病院にお願いしましょうか」、家族にそう伝えた。

救急車を呼び、ぼくが人工呼吸のバッグを押しつつ県立病院へ向かった。連絡していた麻酔科医にお願いして、ぼくは診療所に戻った。

この間、二時間。肩凝りの患者さんはずっと待ってくれていた。戻ってすぐに看護師さんに促されて、ぼくは両肩に注射をした。久しぶりの高ぶりはなかなか元に戻らなかった。

目の前のいのちになにができるか、ぼくの毎日はここから始まっている。

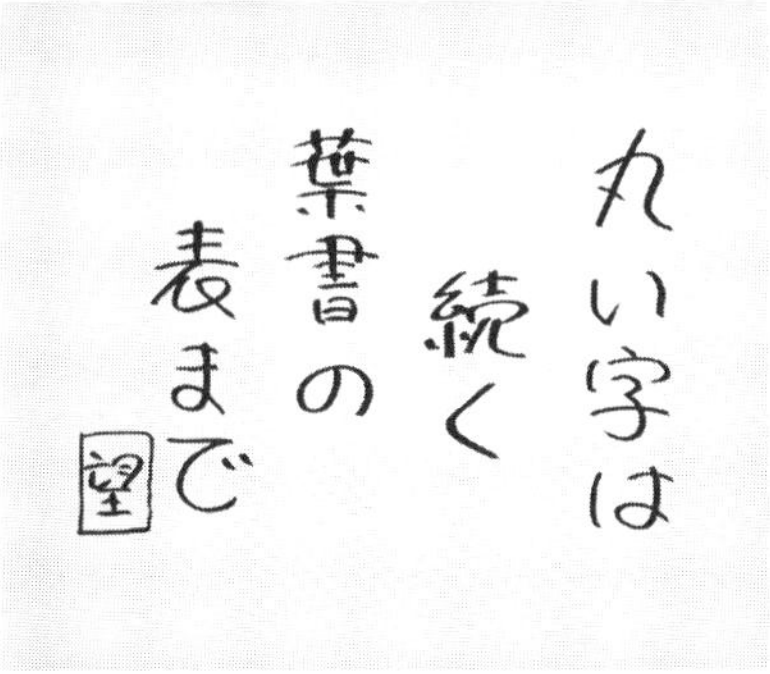

学生時代、はがきや手紙をたくさん書きました。弘前の雪のなかで、「想いは伝えないとわからない」と、大好きなひとに毎晩のように返事の来ないはがきを書きました。それも、「表へ続く」と宛名の下半分はびっしり丸字で詰まっていました。卒業してカルテを書き出してから、ぼくの丸字はますます丸くなってきました。

念願の音楽会その幕が、あがるとき

ぼくの夢がひとつかなった。

以前からずっとお年寄り対象の音楽会をしたいと思っていた。毎月の大野内科健康教室の参加者で歌を歌ったら、いい雰囲気だった。いつか、このスペシャル版をと考えていた。

ぼくは、音楽は大好きだがきちんと習ったことはない。ハーモニカで流行歌を楽しむ小学生だった。講演会では無伴奏でいつも一、二曲は歌う。一度だけ四十歳の勤務医のころ、子どものピアノの先生に、半年ばかり週末レッスンを受けた。

一年に一回の発表会は、中学生とアンサンブルで演奏することになった。最初の音を出そうとしたらあたまはまっ白、三本の指は隣の鍵盤を押していた。そのときのぼくのひと声。「いかんいかん、始めから！」。中学生はきょとんとしていた。

ぼくのかつてのピアノの先生、池内茂美さんを四万十に招くことにした。池内先生は老人ホームを回る一方で、キーボード奏者としてライブ演奏もする、幅広いエネルギッシュな活動を続けていた。「楽しく、形にこだわらない」ところがぼくと似ている。

高松で二時間打ち合わせをした。一時間は久しぶりのピアノのレッスンを受けた。まったく指が動かない。そのぼくに、二十年前に練習したジョン・レノンの「イマジン」を弾くように言われた。話し合いの結果、八小節をぼくが一人で、あとは連弾となった。

「笑顔あふれる音楽会――こころのふるさとを訪ねて」の題で土曜日の午後に、四万十市立中央公民館大ホールでの開催が決まった。診療所に通う患者さんや、いくつかの通所リハビリテーション施設に案内した。

毎日の診療で手いっぱいのぼくに代わって、妻が会場や音響との交渉をしてくれた。妻は夜遅くまで、おみやげのお菓子を袋に詰めていた。立て看板を、ぼくがクレヨンで書いた。

当日の会場設営は、妻が絵を習う野村ナナミ先生一家まで来てくれて、診療所の職員、娘、息子夫婦も含めて手作りの作業になった。診療が音楽会開始の二時までに終わるかを職員は心配していたが、無事に終了した。

音楽会当日は、あいにくの雨。不自由なひとにはちょっとつらい。パーキンソン病、リウマチ友の会のひとたちも来てくれている。デイサービスのバスで連れ立って来た顔も見える。川柳の仲間もいる。車椅子のひとも。

会場の椅子を追加するのに忙しくなった。開演時には、予定の倍以上のひとが集まった。ぼくは語りと四曲歌う、そちらはいい。毎晩ピアノの練習をしたのだが、うまくゆかない。「こんなに真剣な練習は初めて見た」と、妻が冷やかす。舞台のピアノでの、直前のリハーサルでも音をまだ間違う。

そして、満員の会場で池内先生の「秋桜《コスモス》」の曲の演奏で舞台の緞帳《どんちょう》がするするとあがった。

（続く）

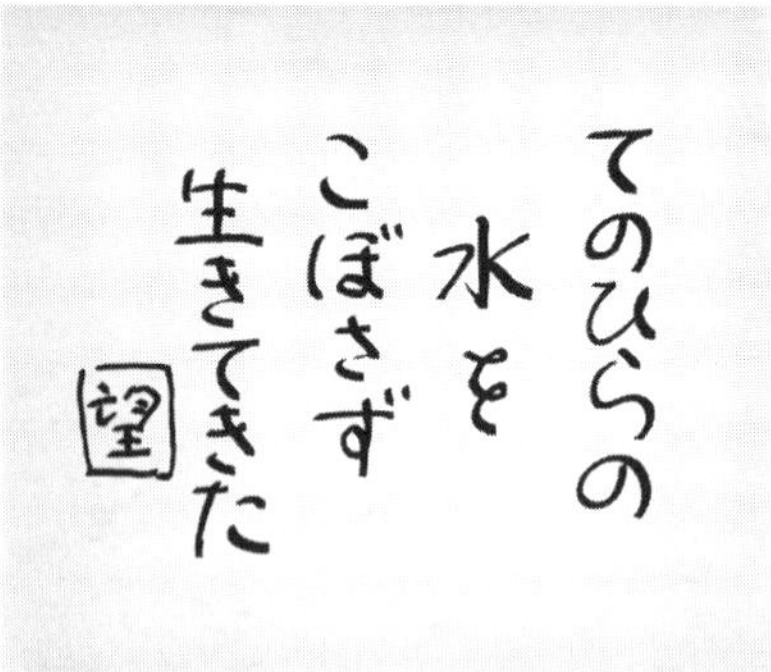

「これだけは大事にしたい、ここは譲れない」ものがあります。変わった新人医者から始まったぼくも、いい年齢になってきました。カンボジアに永住するかつての医療仲間から「ぶれないで生きている」と手紙をもらいました。これはうれしかったです。てのひらの水、揺れたらこぼれます。どっしりゆっくりと歩きます。

プライドも照れも忘れて音楽のちからってすごい

（続き）

「笑顔あふれる音楽会――こころのふるさとを訪ねて」は土曜日の午後、四万十市立中央公民館大ホールで始まった。

ぼくはいつになく緊張していた。なんと、開会のあいさつで池内茂美先生の紹介を飛ばしてしまった。舞台のピアノ演奏を終えて、フロアに立った池内先生はキーボードの前で語り始めた。

「今日は日頃のしがらみを捨てて、音楽の世界で自分のこころのふるさとに帰りましょう」と語りかけた。みんなで発声練習をして、「ドレミの歌」から入った。先生はお年寄りだからゆっくりとテンポは変えないと言っていたが、その通り。前奏なしの伴奏にみんな必死についていっている。それがまた、生き生きとしている。

ぼくの一曲目は、「赤とんぼ」。十八番のこの歌を間違った。二番の歌詞が出てこない。

五曲目あたりからぼくもみんなもほぐれてきた。池内先生は切れ目なく次から次に歌をみんなに促してゆく。歌詞をみんなで思い出して口にして、前奏なしに伴奏する。

つなぎの話も讃岐弁で、乗りがいい。会場のみんなをだんだん乗せてゆく。みんなの声がしだいに大きくなる。会場に配られた鈴を振りながら、動作も大きくなり出した。地元の中村交響楽団のひとが、にこにこしながら大きく鈴を振っているのが楽しかった。リズムを取る、鈴の響きが心地いい。十五曲以上を歌ったところで、ぼくのピアノ演奏になった。

ここでハプニング。パーキンソン病のひとの気分が悪くなり、会場の外のソファで診療所の看護師が対応しているとのこと。

壇上のぼくは患者さんの診察をするために、会場を出た。まずまず大丈夫で「また来ますから」と、会場を小田和正さんのように全力疾走で走り抜けて舞台に上がった。

これで緊張が抜けた。ピアノは練習中にもない今までで一番の出来だった。「頑張って」の声が演奏前にかかり、演奏が終わるとぼくは舞台の上で大きくジャンプした。うれしかった。患者さんを診察したら、仕事の延長の気持ちになったのだろうか。自分で自分を笑ってしまった。

先生のピアノをバックに、ぼくはゆったり話をした。四万十に来てぼくは変わったこと。

堤防を往診車で走りながら見る夕陽に涙が出ること。

最後は一度歌った「東京音頭」「リンゴの唄」をみんなで大合唱。そして、トルコ行進曲の速いテンポの手拍子で終了。

音楽会が終わり、出口で見送るひとたちの顔のなんと爽やかなこと。認知症の父と来たひとが、「父の歌を初めて聴きました」と、にっこり話してくれた。

歌っているうちにだんだんその世界に入ってゆく。しだいに大きな声になってゆく。プライドも照れもない、こころのふるさとに戻れる音楽のちからのすごさを感じた二時間だった。

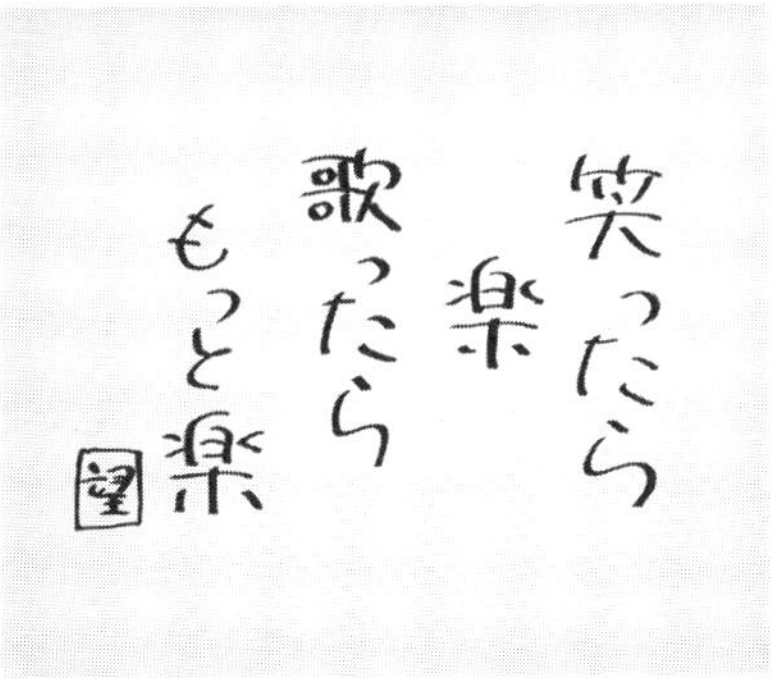

ぎりぎりのいのちと接するときにも、にこっとしている自分に気がつきます。重たい話を聴く診察室でも、笑える話題を探しています。笑ったら楽になる、そう思います。台所のハミングも、お遍路さんの御詠歌も、カラオケの演歌も、ビートルズも、歌ったらもっと楽になります。ぼくの十八番は「赤とんぼ」です。

「手を汚す」のが介護
一緒に泥まみれに

政治の世界から在宅医療をもっとと簡単に言われると、ちょっと待ってと言いたいことがある。在宅で介護をする難しさは、かかわったひとでないとわからない。介護力がないと、本人が迷惑する。

「在宅で親を看病したい。最期を家で看取ってあげたい」との話がある。「在宅死は最高の贅沢」と言うぼくは、その気持ちを応援したいといつも思っている。「これはきっと難しくなるなあ」と、在宅医療を希望する家族と面談中に思うことがある。きれいすぎる話がまず困る。汚れる覚悟のない、評論家のような理屈が先行する話を聞きながら、そう思うのだ。

介護は汚れることをいとわない気持ちがないと成り立たない。「どうしてこんなことをするの」と、認知症の親を叱る介護者がいる。診察室でもそんな雰囲気の会話がある。介護者の嘆きを聞きながら、「それが人間なのですよねえ」と言っても通じない。

切なさが自分のこころにないと、老いを看ることはできない。病気のひとのこころに近づくことは難しい。認知症の介護を仕事とするひとは、繰り返し繰り返し同じ話を聴く。繰り返しの動作を介助することに躊躇はない。

介護力は、そのひとの性格もだが、生きてきた環境にも左右されるように思う。どっしりといのちと向かい合うのは、それなりの体験をしてきたひとが多い。経験のないことはだれもできない。気持ちがどれほどあっても、優しさだけでは介護はできない。

「おめでとうございます」と、大量の便の出た紙おむつを替えるときにヘルパーが声をかける。一人暮らしの不自由なお年寄りは、その言葉がうれしいとぼくに繰り返して口にする。介護は一緒に泥まみれになる世界だ。

便秘のひとが診療所に来る。「便が出そうで出ない、そこまで便が来ているのに」と、苦しそうに言う。直腸診といって肛門から指を入れてみる。たくさんの硬い便が指に触れる。浣腸《かんちょう》しても出ない。こうなると、ぼくの得意の摘便、ぼくたちの言うところの「便掘り」をする。手袋をした指で肛門から便をかき出すのだ。繰り返して便を掘る。

たくさんの便が出ると、患者さんは本当に喜ぶ。「こんなことを先生にさせて」と恐縮するひともいる。訪問した家の雑然とした感じや、尿や便の臭いもぼくは嫌ではない。

観光客を喜ばす四万十川の沈下橋も、台風の濁流のなかでは水没してしまう。そして、川の水が引くと橋そのものも、橋げたにもおびただしいゴミがひっかかった姿を現す。手を汚そう、生きることはきれいごとばかりではない。理屈ではない。

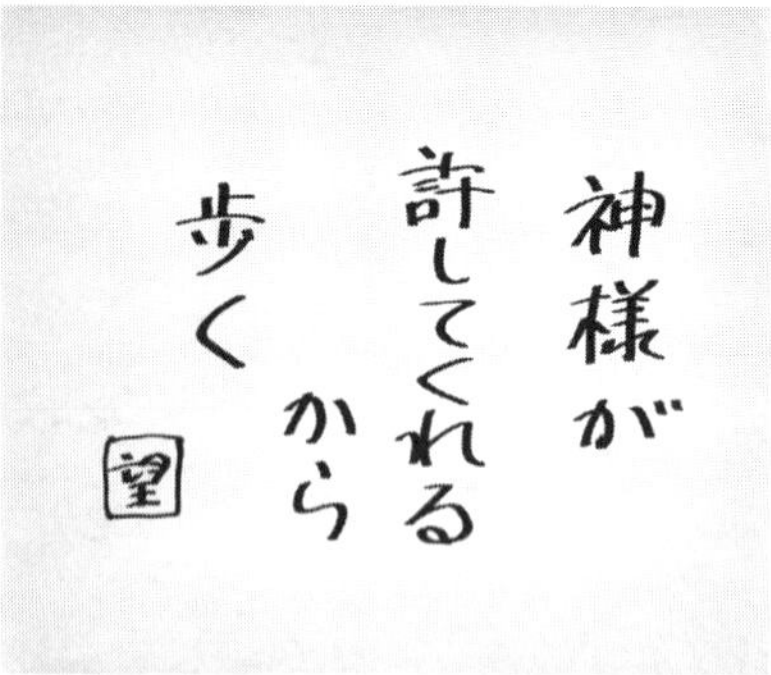

ぼくには信仰はありません。ただ、たくさんの患者さんの看取りを経験して、いのちは神様に生かされている、そんなふうに思います。あっけない最期も、大木が倒れるような臨終もあります。どうしてこんないいひとがこんな病気にと思うこともしばしばです。ぼくは神様が許してくれるだけ、今までのように歩こうと思います。

その声は優しく響いていますか

「耳の遠い渡邊さんにもっと大きな声で話してあげてくださいと、訪問看護師さんからの伝言です」

事務長が言いにくそうにぼくに告げた。患者さんとのやりとりに、だれにも負けない心配りをしているつもりのぼくはがっかりした。

ぼくは耳の遠いお年寄りに、大きな声では話さない。声を大きくすると、優しく響かない。からだを寄せて、低い声で顔を見ながらゆっくり一語一語喋る。診察室では後ろに立つ家族が通訳をしてくれることもあるが、耳元でがなり立てることはしない。

内容を正確に伝えることだけが会話ではない。この渡邊さんは九十八歳の一人暮らし。食事のときだけベッドの端に座る生活になった。「こんなに不自由な思いをして人間は生きてゆかないといけないか」の嘆きから始まり、「先生、私は生き抜いてこの家で死にます」

の力強い明るい言葉で会話を終える。「そうそう、死ぬまで一緒にやりましょう」とぼくも明るく答える。全部で二十分、耳の不自由な渡邊さんが大きな声で話し続けることが多い。「うんうん」とぼくはうなずく役。

若いころの足の凍りそうな農作業や子育てのこと、息子に先立たれた切なさ、家を一人で守ってきた苦労話を聞いてきた。会話が成り立っていないと、いまさら言われるとは思わなかった。

ただ、すぐ前の訪問のときに眠たそうで、ぼくはベッドの脇でただ座っていた。渡邊さんはとろとろとしては目を覚ますことを繰り返していた。このとき、ぼくはほとんど口を開かなかった。

「沈黙もコミュニケーション」、新人看護師さんの研修会でぼくは強調する。なにかを答えないといけない、なにか喋っていないと気まずい気持ちになってあせってしまう場面がある。沈黙でいい、そこにいたらいい、とぼくはおすすめする。患者さんが自分で考えて、自分の言葉で次に話してくれるまで待てばいいと言う。

耳の聞こえない若者が遠くから診察に来る。今は作業所で仕事をしているのだが、時々眠られずに食欲がなくなる。ぼくは身ぶり手ぶりで会話する。「食べるのはどうですか」「眠りは大丈夫ですか」「こころは元気ですか」、ちゃんと通じる。どうしても伝わらないときに、付き添った母親に手話通訳をしてもらう。彼女とは十分に会話ができている。笑い合うことができる。

耳のそばで、大声で怒鳴るような言葉はやっぱり優しさからは遠い。沈黙も会話、そして柔らかな雰囲気のなかが本当のやりとりではないだろうか。

渡邊さんの庭には、水仙から始まって椿や桜、紫陽花《あじさい》など四季の花が咲く。元気なころには、庭に出て手入れをしていたのにと聞いたことがある。

会話も自然な調子がやっぱりいい。

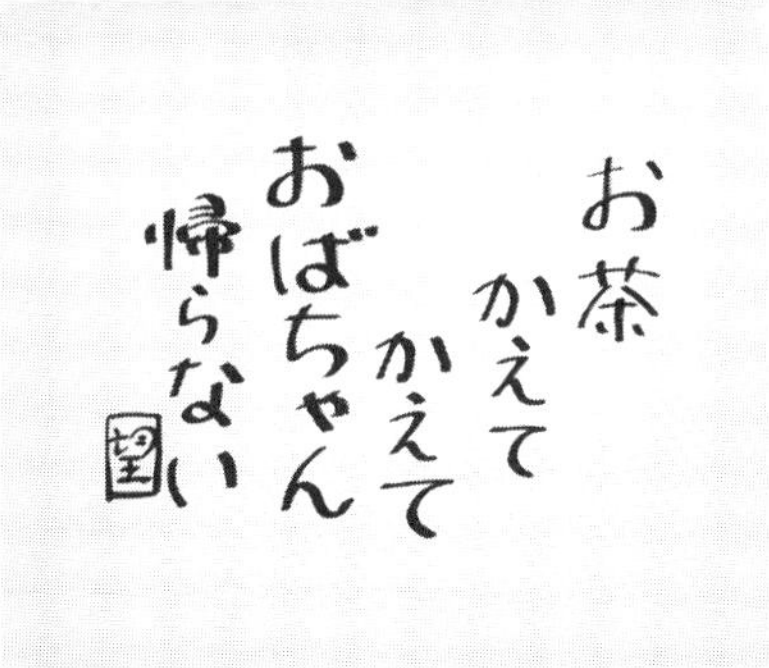

高知県の喫茶店ではコーヒーを注文すると、飲み終わったころにお茶のサービスがあります。腰を据えたお客さんにはお茶のおかわりが出ます。来客にお茶のおかわりを出すとき、もう引き取ってくれたらと思って言い出せない場面があります。ぼくの診察室でも、おばちゃんが長い話をしてにこにこして帰ってゆきます。

不安なこころは言葉の力強さで和らげる

「先生、お昼は食べたかね」「からだを壊さんように」「働きすぎたらいかんよ」、診察を続けるぼくを患者さんたちがねぎらってくれる。トマトにキュウリと、今朝の畑で採ったものを持参してくれることもある。息子が海に行ってきたからと、たくさんの貝をいただくことも。

週末に、久しぶりに妻と実家に帰った。四万十市から九十キロ離れた土佐市高岡町。兄夫婦と一緒に母が住む。母は九十一歳になった。診察に来る患者さんと比べても、しっかりしている。腰は曲がり、腹が張ることを嘆くが、現役の川柳家を続けている。

兄夫婦と五人で、食卓を囲んで昼食を取った。ぼくが昼のビールを飲みながら母に話しかける。母のからだの話を一応は聞いて、ぼくは昔話を始める。それに母がついてくる。ぼくの酔いとともに、そのうち母が乗ってくる。あのときはこうだった、このときはこうだったと記憶をたどってゆく。

子育てのころの苦労話をねぎらうと、母の顔がほころぶ。診察室よりは声が高く、大きく笑い、シャワーのようにぼくが喋り、それを母が受け答えする、そんな時間が二時間続いただろうか。

あとの三人は、相づちを打つだけで、あっけにとられているような時間だった。「お母さん、元気。アドレナリンがいっぱい出ていた」と、妻が帰り道でつぶやいた。

少年時代、母に褒められた記憶がない。優しさの奥に負けん気の強さを隠していた。兄とぼくとの、次の時代に期待する母だった。「今月もなかなかいい」と、そんな母がぼくの編集する川柳雑誌の出来を、このごろはやっと褒めてくれる。

話が弾んだので、ひと列車遅らせた。母と話をすると、電話ではやっぱり物足りない、面と向かってのやりとりが大切だといつも感じる。

母とは昔話、患者さんに大切にしているのは「大丈夫」のひと言。診察を終えて、気持ちを込めて口にする。気持ちが入らないと、相手のこころは緩まない。電話で母に「それはねえ、大丈夫だから」と言っても、まるで説得力がない。

「ほんとに大丈夫かね」と問い返す患者さんがいる。「うん、ほんとに大丈夫」と素直に答える。確率がどうのとか細かな理屈はいらない、言葉の力強さだけが不安なこころをほぐすことができる。

その代わりに「絶対」という言葉も使わない。臨床の現場に絶対はない。とんでもないことが起こる不確実さもいやというほど見てきた。

この「大丈夫」と「絶対はない」のあいだで、ぼくは言葉を大胆に大切に使っている。患者さんの不安をちょっとでも少なくできる言葉を、川柳の一句を書く気持ちで選んでいる。

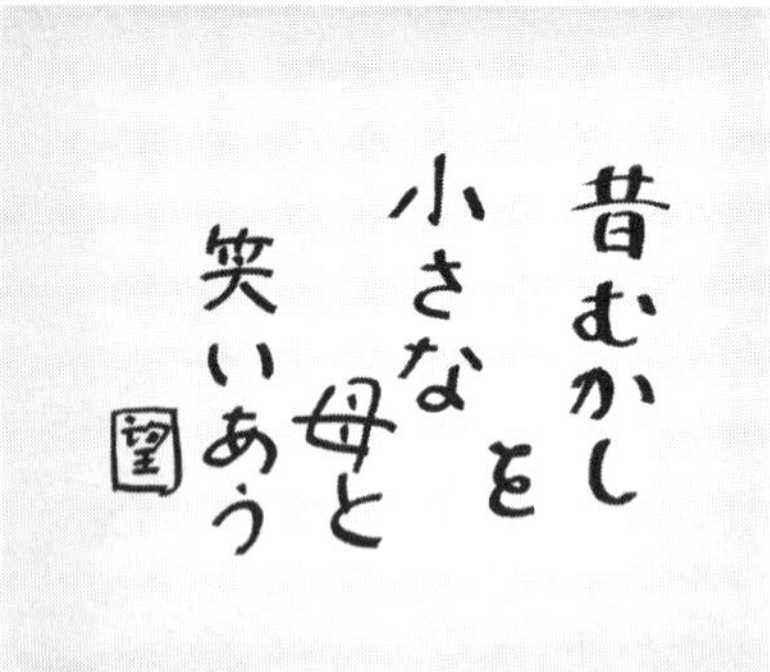

父を介護して、見送ってから母は外出をしなくなり、めっきり歳をとってきました。背が曲がり、ちょこんと座っている姿がずいぶん小さくなりました。その母が以前のように元気な顔になるのは、昔話をするときです。「あのころは手品のようだった」と、経済的につらかった子育てのころを笑います。お年寄りには昔話が一番です。

認知症のひとがいる
それを支えるひとがいる

今年も誕生日に、職員からスニーカーをプレゼントされた。昨年は白に青い線、今年は黒一色に赤いラインが入っていて、年々派手になる。職員の気持ちに応えようと、早速診療所のなかをフットワークよく動き回っている。訪問診療にももちろんスニーカーで行く。

認知症の患者さんを診察する機会が多くなった。患者さんだけでなく、介護するひとが不眠や疲れで受診することも多い。通院しながら、だんだんと物忘れが進むひとがいる。予定より早く受診する。「薬をなくしました」「財布を忘れてませんでしたか」と受付で困った顔をしたり「あれっ、これは危ないなあ」と思う兆候がある。

まあまあの苦笑いの物忘れで踏みとどまるひとと、がたがたっと崩れてゆくひととに分かれる。生活ではさっきのことを忘れて困っていても、物忘れのテストでは満点に近い点数を取るテストの達人がいる。介護保険の認定調査員に「それもできます」とよい答えばかりするひともいる。認知症もいろいろ。

「よう忘れるようになりました」との嘆きをよく聞く。アルツハイマー型は自分で気がつかないことが多いというが、そんなことはない。「忘れてゆく自分が不安でたまらない」ひとをたくさん見る。

「どうですか」と聞くぼくに「からだはいいです。私のあたまはだんだん壊れていっています」と、笑いながら答えるお年寄りがいる。「若い者には面倒をかけないように、食事は自分で作っています」とも付け加える。本当はそうではないのだが……。

六十歳代の認知症の患者さんに、夫が付き添って来る。三人で話をする。患者さんは「調子はいい」と言うが、夫の話は違う。二人で近所を散歩して、買い物にも一緒に行く。夫に悲壮な感じはない。こんな場合はどうしたらいいかを素直にぼくに聞く。「わたしのあせえこうせえはいかんのですね」と、この日の話を終える。

もう一組、患者さんはぼくとおない歳で会話が成り立たない。夫が身の回りの世話を全部する。いつもは連れ立って来るのだが、その日は一人で来院した。どうやって来たかを聞いてもわからない。自宅に電話をかけたのだが出ない。姉に連絡した。

「困っていたところでした」と夫がほどなく迎えに来てくれた。夫は叱りもせずに恐縮するばかり。認知症になっても、言葉が通じなくても夫婦は夫婦なのだ。

「あのひとは認知症だから」というレッテルを貼る接し方はしたくない。認知症の患者さんを取り巻くひとたちのかかわり方を見ていると「人間はすごい、人間は大変だ」のぼくの口癖をやっぱりつぶやくことになる。

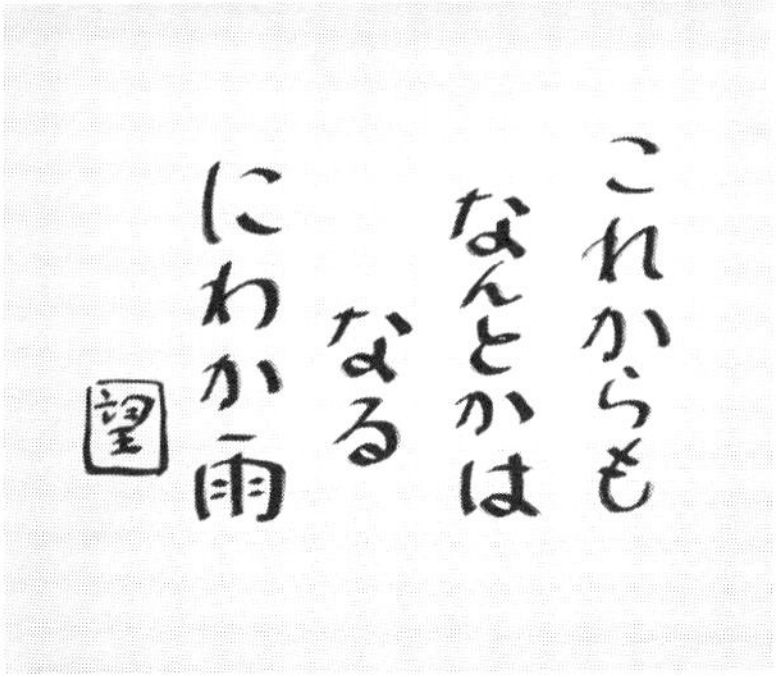

「ああなったらどうしよう、こうなったら……」の不安を診察室でよく聞きます。想像しているときが、こころは一番不安定です。「今までもなんとかなってきたのだから、これからも神様はそんなに意地悪はしませんよ」とぼくは楽観を口にします。困ったことはいつもにわか雨、そのうちにあがります。

老いるのも悪くない ある日の点滴室から

四万十川に架かる通称「赤鉄橋」が、半分だけ真っ赤にお色直しをしたまま、年が押し詰まってきた。予算がなくて来年度にもう半分を塗るのだろうか。まさかそのままかも。夏に台風が来たときの映像も、きれいなほうだけ撮られていた。

点滴室で珍しいことがあった。ぼくは診療中は患者さんのことであたまはいっぱいで、看護師さんたちとは事務的な愛想のないやりとりになる。しかしこのときは違った。「みんな、ちょっとちょっと来て」と、ぼくが看護師さんたちに声をかけた。そして点滴室を指さしながら、一人ひとりの患者さんの年齢を数えた。

一番ベッドに、百三歳の男性。介護保険の書類を作るため、デイケアの帰りに診察に来た。「おおのないかいんちょう、おがさわら……」とぼくの白衣のネームプレートをゆっくりと読む。車椅子の生活になったが、九十歳を過ぎてもジョギングを欠かさないひとだった。今もよく食べると聞いた。

三番ベッドには、九十七歳の女性。先日から発熱と下痢が続いて、弱気な言葉をにこにこしながら口にした。「あっちへは行きたくないけれど、もうしょうがないかもしれない。そのときには先生、一緒に行こう」。誘われたぼくは答えようがなくて、苦笑いを超えて大笑い。この日は足の腫れを、看護師の娘が心配しての受診だった。「まだ、大丈夫。死にそうにはないよ」と話したら、笑顔を返してくれた。

八番ベッドには、百歳の女性。心筋梗塞を起こして、県立病院に緊急入院した。無事退院して、初めての受診だった。「お陰様で足のほてりは少なくなりました。だいぶん楽になりました」と、心筋梗塞のことも、入院したことにも本人は触れなかった。入院前より不安の表現が少なくなった。超高齢者は入院をきっかけにどっと認知症が進むことがあるが、百歳はびくともせずに健在だった。

十番ベッドには、九十五歳の女性。いつもの下腹部と口のなかが痛いとのこと。娘が出かけると、一人になるのが不安になるのか、受診することが多い。「夫が舌癌で亡くなったから私もそうではないか」と、癌の不安が続く。「急な受診は、家族の反応を試しているところもあるから、いらいらしないで付き合いましょうよ。死ぬかもしれないと思ったらだれでもいくつになっても不安ですよ」と、少々嫌気がさしている娘にぼくは軽く言う。

訪問を続ける一人暮らしの女性がこの十二月に百歳になる。「花火をあげますか。それとも、みんなで宴会をしましょうか」と、ぼくもその日を楽しみにしている。

いろんな歳の重ね方がある。超高齢者の患者さんやその家族とのやりとりから、感じるところがいっぱいある。やっぱりなんでもありで、泥臭く老いることも悪くはないと、ぼくはこのごろ思っている。

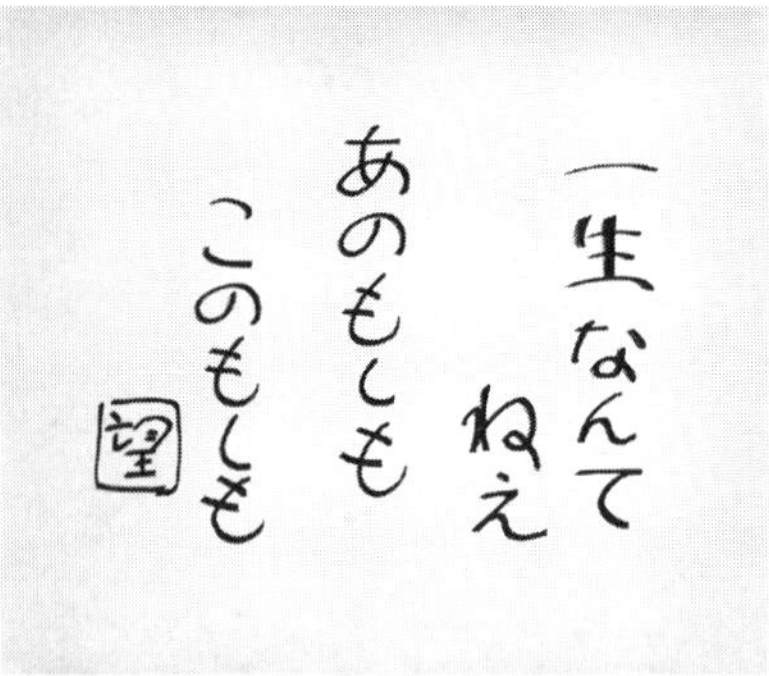

目の前の臨床の毎日が慌ただしいからでしょう、ぼくはあまり今までを振り返ることがありません。「あのときにもしも……」とあれこれ思うと、こころが乱れます。もしも医者にならなかったら、あのまま勤務医を続けていたらなど。「もしも」はもしもとして、今の四万十の田舎医者が一番自分らしいと思うのです。

なにがあっても待つ姿勢。家族も、患者さんも

小笠原睦子さん（六一）
著者夫人

結婚当初から、いつも患者さん第一と考えるひとでした。新婚当時、急変した患者さんのもとへ駆けつけた夫に、居酒屋で二時間待たされたこともありました。一生懸命なあまり、忘れてしまったようで、「あっ！」と気がつき血相を変えて戻って来てくれたのを思い出します。

今も昔も変わらず、その医療姿勢は立派ですし、尊敬しています。

柔和で優しい印象ですが、仕事に対しては厳しく、とことん真面目です。帰宅して声がかけられないくらいピリピリすることもたびたび。あとで聞くと、具合の悪い患者さんのことを思い詰めていたそうです。いつかこころが折れてしまうのではないかと心配したものです。

変わってきたのは、四万十に来て十年ほど経ってからでしょうか。穏やかな自然のなかで、たくさんの患者さんの看取りを経験しているうちに、いのちに対して新たな見方ができるようになったのかもしれません。診療所では、一日中患者さんの話の聴き役に徹している夫も、家ではお酒片手にひたすら私に話し続けることもよくあります。医師・小笠原望が白衣を脱いで、自分のままでリラックスしているのでしょうね。

今は三人の子どもも巣立ちましたが、父親としての存在感はなかなかのものだと思います。大事な節目は押さえてくれました。例えば授業参観日には、病院を一瞬抜けて、教室の外から「よっ！」と手をあげ、そのまま去っていくんです。忙しいのに来てくれたと、子どもたちはとてもうれしかったようです。

子どもがなにか問題を抱えているとき、「大人が変につつくと、子どものこころをこわしてしまう」と、彼らの決断を黙って待ち続けました。「あなたを信頼しているぞ」の静かなメッセージを肌で感じたのでしょう。どの子も「あのときは待ってくれてうれしかった」と振り返ってくれます。母親だけでは守り切れないことを、揺るぎない姿勢で、大きく流れを作ってくれたことに深く感謝しています。なにがあってもどんな状況でも守る、待つという姿勢は、患者さんに対してももちろん同じ。医療だから、家庭だからと分けることはありませんでした。

忙しいなかでいろいろなものを書き続けているのも、すごいなぁと思います。私を最初の読者にしてくれるのですが、いいなと思ったら「花丸」をします。ときに「ここの流れが少し変ね」と指摘すると「ぼくもそこにずっと詰まっていたんだ」と言うことがあります。結婚してもうすぐ四十年、こんなところもわかるようになってきたのでしょうか。

若いときからずっと描き続けてきた、地域医療、執筆、講演、川柳雑誌の編集、出版などなど、「なりたい自分」を今でも実現し続けている夫に拍手を送りたいです。（談）

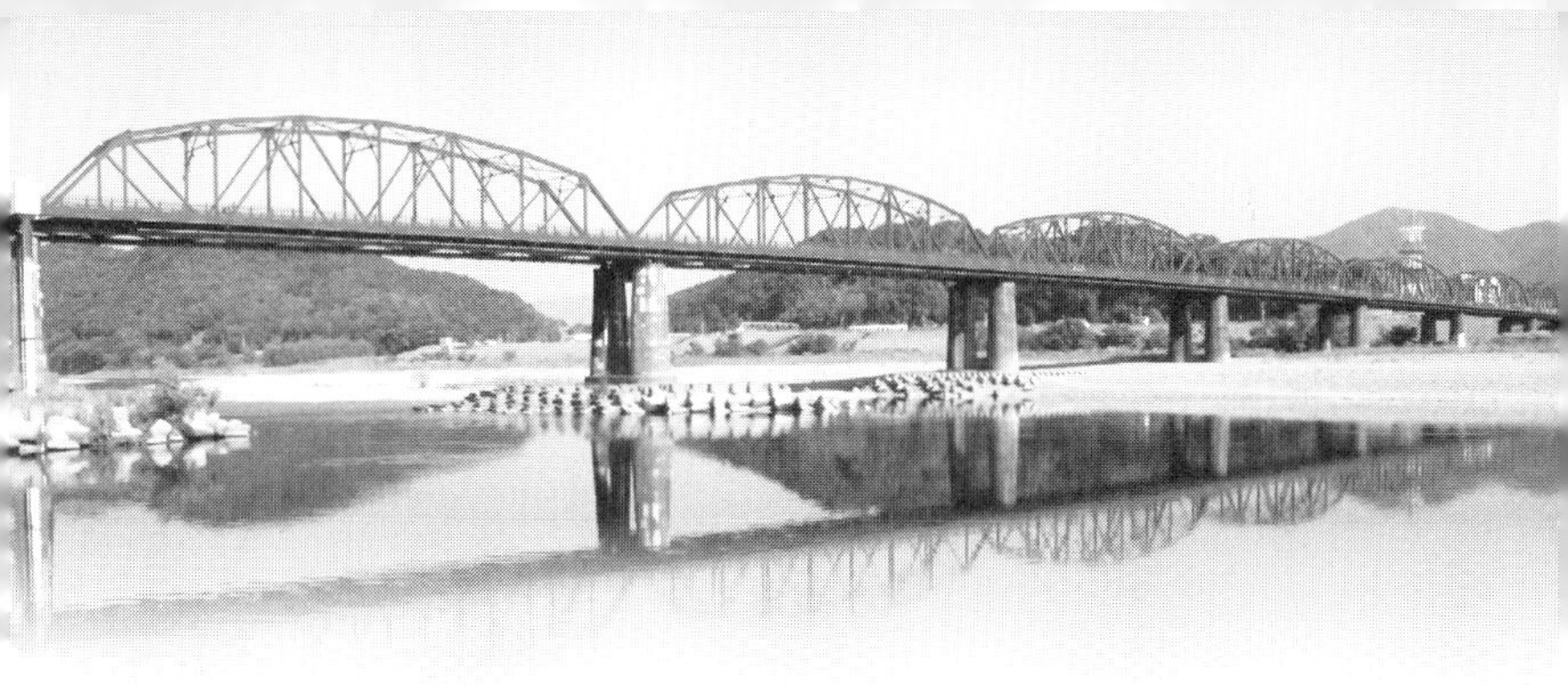

医は片思い

第4章—2015年～2016年

医者だって考える自分の「老い」について

「これは折れたな」、まっ暗な駐車場のコンクリートの車止めにつまずいてうつ伏せに倒れたぼくは、意外と冷静に医者として診断していた。酔うとふらつきが強くなり、いつか転倒骨折があるのではと警戒していた。実家で飲む一番気持ちのいい酒のあと、思い切り道路で転んだこともあった。

二つ並ぶ車止めの向こう側に、ちょうど右胸が乗って倒れた。手も顔もどこも出血はない。お年寄りの診察の最後の「風邪を引かんように、転ばんように」の自分の言葉があたまに浮かんで苦笑いだった。親しい整形外科医の診断は右肋骨《ろっこつ》二本の骨折、全治三週間。

三十七度の熱で大騒ぎをするぼくだから、妻はこれからを心配していた。四万十の同世代の医者がぼつぼつ病気になる。そんな年齢になってきたのだ。神様は気まぐれだから、だれがいつどんな病気になるかは予想できない。

臨床は、ぼくの都合は聞いてくれない。日曜の朝、発熱の続く小規模多機能施設に入所する患者さんを診察に行った。四万十川の支流の中筋川の靄《もや》が国道に流れてきている。国道の歩道を、別の患者さんが歩いていた。「もう三年は生きたい。先生、生きられるかね」といつも口にする九十三歳。散歩を欠かさないと言っていた。腰を曲げて杖も持たず、ちょっと危なっかしかった。

介護施設の患者さんは熱が下がって朝食も取れそうだった。帰るときには川からの靄がはれてきて、白く見えた太陽がまぶしくなってきた。

「退院しても一週間は持ちませんよ」と主治医に言われた大腸癌の患者さんが、九十歳の誕生日を家で祝った。退院して五カ月になる。病院では食事をせず点滴をしていた。家に帰って、点滴もしない、鎮痛剤も睡眠薬もいらない毎日が続いている。「どうですか」「まあまあです」「食べられていますか」「おいしいです」。会話は穏やかで、無理な表情ではない。娘が仕事をしながら一人で介護をする。昼間は一人きりだが、淡々と一日を重ねている。

県立病院に診療所の職員の家族を見舞いに行った。病室の入り口に、かつての患者さんの名前を見つけた。認知症の妻の介護を続けていたが、肝腫瘍になり、息子の住む名古屋に移ると聞いていた。

「意地を張らずにもっと早く息子たちに頼ればよかった。妻も早く介護施設に入ればっらくなかったかも。自分は長くはないだろうが、息子の世話になったら息子も気が済むだろう」と、涙を流しながらの話になった。妻の床ずれの処置に、創傷被覆材につばをつけてぱっぱっと貼るのが特技だった。名古屋からメールを送るからと、話を終えた。妻は四万十の介護施設に入所した。

ぼくの肋骨骨折は寝返りが痛いだけで、診療には影響はない。どう老いてゆくか、ひしひしと感じるようになってきた。

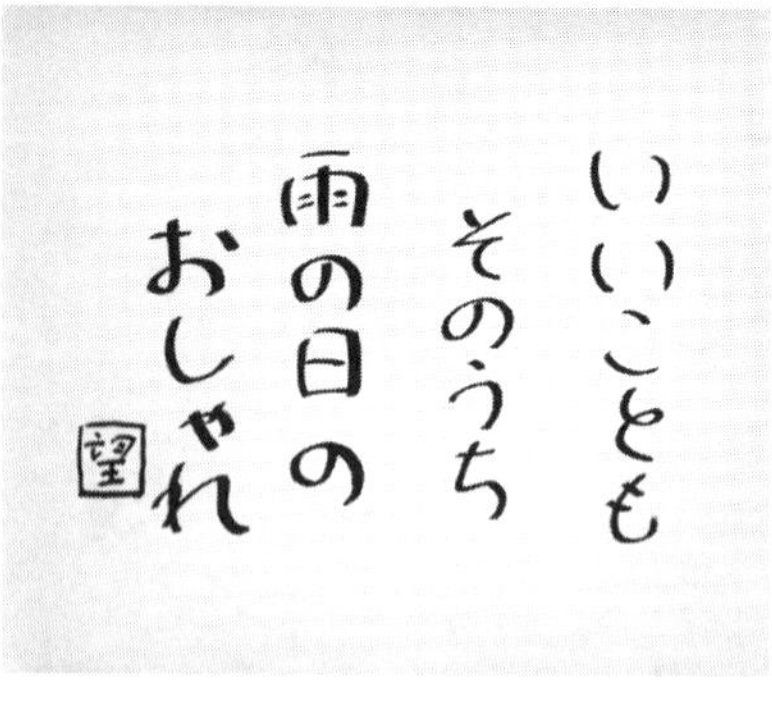

雨の多い夏でした。四万十もよく降り、台風の被害もありました。雨だけでちょっとこころはうつっぽくなります。雨の日のおしゃれをする、そんな余裕があるといいですね。少し自分の気をそらすこと、看護師さんも白衣に目立たないおしゃれを少しだけしています。

あのころのぼくを思う四万十の船の上から

高松赤十字病院の看護部長さんから旅程表がファクスで送られてきた。病院のＯＢ会が、はるばる四万十までの日帰りバス旅行をするとのこと。「少しでも会える時間を作るように」、業務命令のような雰囲気が楽しかった。

当日は朝から雨。雨の四万十も風情はあるが、せっかくのお客様には青空と山の緑と澄んだ川を見てほしい。

ぼくは高松赤十字病院で二十年間、患者さんにも職員の皆さんにも育てていただいた。なにもできずなにも知らないときから、大病院の田舎医者と自称するまでの修業の時代を送った。

各科の入院患者さんの内科の用事は、ほとんどぼくが担当した時期があった。入院患者さんを内科外来に呼ぶのは失礼だと、「内科の御用聞き」と称して病棟に診察に出向いた。

救急外来や集中治療室でもよく呼ばれた。

内科はもちろんだが、他科の先生からたくさん仕事をいただいた。看護師さんたちとも一緒にいろいろなことを経験した。訪問看護がまだ制度化してないころに、癌の患者さんの在宅医療もした。神経難病の患者さんの自宅で人工呼吸器を使った。いろいろあったが、とにかく楽しかった。仕事だけでなく、病院の草野球チームの一員だったし、病院の行事の司会も若いぼくが指名された。

患者さんへの想いが先走るぼくは、なんでもやりたがった。「それは困る」がない自由さが、ぼくのやりがいにもなっていた。そんないい時代だった。

四万十川観光の屋形船乗り場で一行と合流した。ほとんどの方が退職以来で、懐かしい顔がいっぱい。妻と二人でバスから降りてくるひとたちとのあいさつが続いた。

船に乗るころにはちょうど雨があがった。一時間の昼食を兼ねた川下りにぼくも参加した。総勢五十人。

何回も遊覧の船に乗るのだが、いつも新鮮な気持ちになる。川から見る風景には、車も家もない。ただ、山の緑のなかを大河が蛇行している。

食事のあとの最後の十五分は、ぼくの近況報告と四万十の紹介をした。「歌を一曲！」、ビールの入った看護師さんから声がかかった。若いＯＢからは「時代」のリクエストが。

もちろん一曲で終わらず、「ふるさと」もみんなで合唱した。少しずれた酔った手拍子のなかの歌が楽しかった。三曲目のリクエストの「赤とんぼ」を歌おうとしたら、船着き場に着いてしまった。

思いっきりいろいろなことをしていた時代を一緒に懐かしんだ。あの時代があるから今のぼくがある、そう思う。十七年も経つのに、当時のぼくを懐かしがってくれたのはうれしかった。

参加した元看護部長さんから、はがきをいただいた。帰りのバスが盛り上がったこと、「やっぱり四万十は遠いなあ」の声があがったとのことだった。

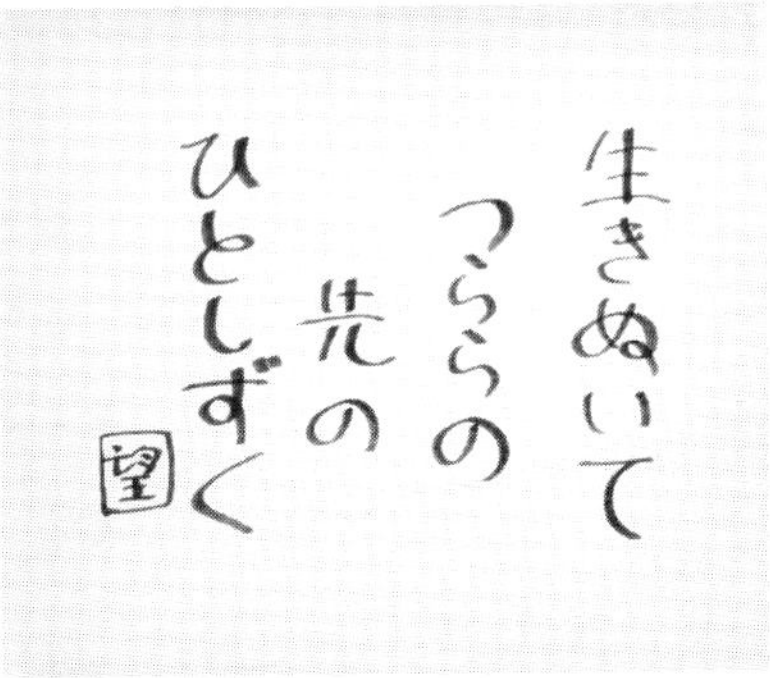

津軽での学生時代、「雪が緩むと窓ガラスが割れるから窓の外のつららは折っておくように」と、下宿のおばさんから言われたことを思い出します。いのちには最期があります。四万十川なら蛇行を繰り返して太平洋に注ぎます。つららの解ける様子を見ていると、そのひとしずくもいのちの最期と同じだと思ってきます。

老いの切なさに向き合っていくこと

「わたしがもっとハイカラさんだったら、先生も忘れることはなかったろうに」。夜八時になってでも診察に来ないぼくのことを、認知症の九十七歳の女性がそんなふうに家族に言ったそうな。次の訪問のときにぼくに言うつもりだったらしいが、そのときにはもうすっかり忘れてにこにこしていた。

外来で診る患者さんが高齢になって、訪問する患者さんがじわじわ増えている。この患者さんは、看護師さんが準備したその日の訪問リストから漏れていたのを、ぼくも気がつかなかった。翌週訪問して、「ごめんごめん、すっかり忘れていて……」と謝ったら、家族が冒頭の言葉を伝えてくれた。「ハイカラさんって、そういえばこのごろ聞きませんねえ」と、ひとしきり家族と話が弾んだ。

ぼくの診療所の近所に住む、一人暮らしの女性が百歳を迎えた。百歳の誕生日に、ぼくは花を届けた。ヘルパーさんが週二回、ぼくが週に一回訪問する。もう六年になるだろうか。「あと三年、あと二年」と話していたら、大きな問題もないまま百歳になった。

いつもは知らないが、ぼくの診察の日には薄化粧をしている。それはずっと変わらない。とにかく明るい。長生きをするのにはユーモアが一番と、この患者さんと話をして思うのだ。「このごろ、歳を感じます」と、ふっと口にすることがある。ちょっとしんみりするのは一瞬で、「先生、もう帰るの、今日も早いのね。こんなおばあちゃんは嫌なんでしょう」と、最後には、やっぱり老いを笑い飛ばす話で終わる。

百歳は珍しくなくなった。だけど、やっぱりひと区切りの百歳はめでたい。とくに自立している百歳はすごい。

自立した百歳は本当にまれで、お年寄りの生活を支えるのにはパワーがいる。介護施設から、転倒の多いのはなんとかならないか、認知症の症状のコントロールはできないかと、お願いが来る。「わたしたちの介護力には限界がある」。そう症状に書き添えている。それは本当。ただ、ぼくのできることにはもっと限界がある。「できるだけ工夫してみます」と答えるのだが、なかなか期待には添えていない。

思い通りにいかないと、だれでも切なくなる。老いはやっぱり切ない。その老いにかかわる者もまた切ない。医療と介護のみんながその切なさを共有したいのだが、そうなりにくいのがちょっと寂しい。ぼくは介護が患者さんの一番のちからになる場面をたくさん見てきた。家族や介護施設の職員の、きれいごとではない毎日の努力には感動してしまう。みんな歳をとってゆく。お年寄りの切ない気持ちを受け取って、少しでもちからになりたいと、ぼくはこころから思っている。

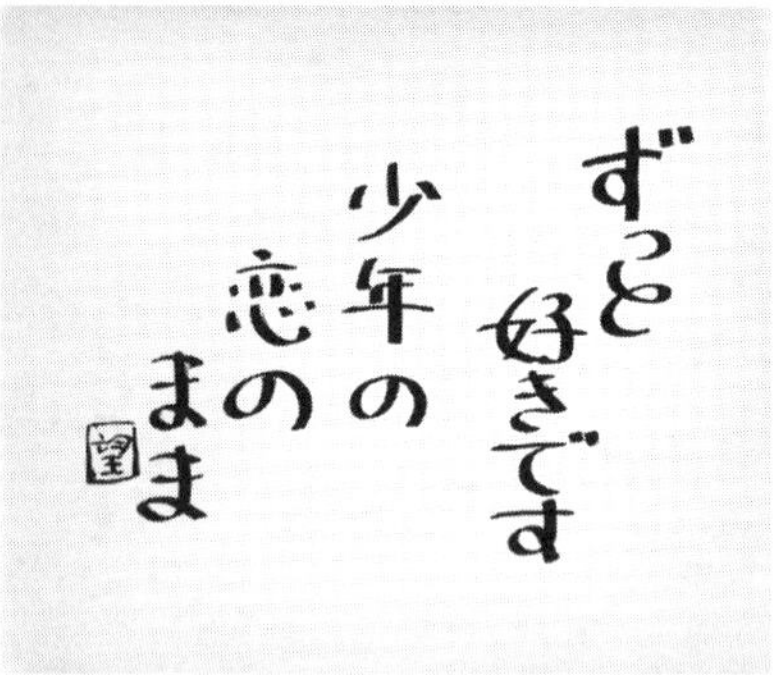

いい歳になってくると、「言葉は無料だから」とぽんぽんと照れないで口から言葉が出てきます。少年の恋には、ときめきとはじらいがありました。相手を想う一生懸命を抑えて抑えて表現した文章を読み返すと、「こんな時代があったのだ」と、微笑ましく苦笑いをしてしまいます。そんな時代からずっと気持ちは一緒です。

「介護の達人」に学ぶ柔らかな空気づくり

「先生、十七年になりました」

訪問してベッドの脇に座った途端のぼくに、明るい声がかかった。脳梗塞の再発で寝たきりになった患者さんをずっと介護してきた妻からだった。「そうですか。いろいろありましたねえ」と、あらためてその年月の長さをぼくは思い返していた。

妻は元看護師という経験も大きいのだが、ぼくが「介護の達人」と呼ぶ細かな介護の工夫と、絶妙の適度な手抜きをした重たくない介護を続けてきた。昨年は二人の金婚の年で、地元の合同の金婚の式典に、患者さんは車椅子で参加した。そのときの二人の写真を見せてもらったが、気管切開部位をスカーフで隠して、座った顔が引き締まり別人の様子。普通の金婚を迎える夫婦そのままの様子だった。

気管から痰の吸引を続け、胃瘻からの栄養の注入をしつつ、妻は介護の毎日を過ごしてきた。大変なのだろうが、愚痴を聞いたことがない。こんなうれしいことがあったと、訪問のたびに小さないい話を聴かせてくれる。

患者さんはこちらの言うことはわかっているが、反応できなかった。そのうちに声のするほうを向いたり、涙を流したりするようになった。そして、車椅子で外出もできるようになった。途中で再々発があったが、「病院に行かずにこのままで」と、妻は揺るがなかった。十七年は、二人の生活そのものだった。二人のいる部屋の空気はいつも柔らかい。

この柔らかさは、介護するひとの覚悟ができているからだろう。「できることはできるし、できないことはできない」「なるようになる、どうしようもないことはどうしようもない」、そんなきっぱりさをぼくは感じてきた。

ぼくの妻の母が四度目の脳梗塞を起こした。退院から一年経っていなかった。子ども三人の結論はこのまま家でという方向だった。意識がしっかりしない。食事が取れない。左の手足も不自由になり、ベッドの上だけの生活になった。義母は妻に、「いろいろなチューブを入れては生きてゆきたくない」と繰り返し話していた。食べられないので、ぼくが早朝に点滴をする。妻の助手ぶりも板についてきて、あの手この手で血管を探しては今に続いている。意識の状態も少しずつ戻ってきた。口からも少しずつ飲むことができるようになった。

ヘルパーさんやいろいろなひとのちからを借りながら、義母の毎日が成り立っている。母の意思を尊重する、その気持ちでいる妻はそんなに重たくない。覚悟のできたひとは、爽やかだ。患者さんでも、介護する家族でも、そんなふうにいつも思う。

ぼくはこうした場面に何度となくかかわりながら、自分自身の覚悟をしだいに固めてきたような気がしている。

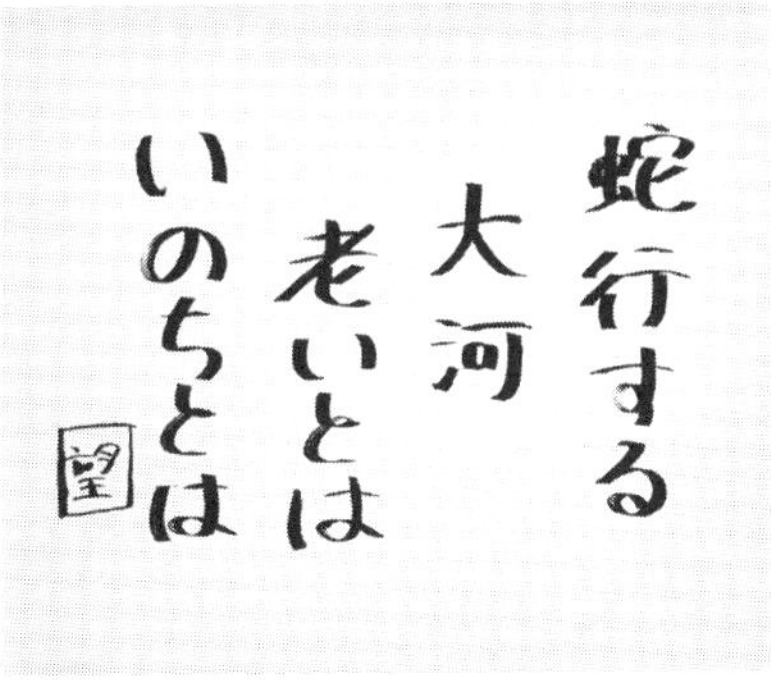

自宅の台所から庭に出て石段を上がると、すぐに四万十川の堤防に出ます。そこに「河口まで9.7㌔」の表示板があります。肩、腰、膝の痛みを時々感じるようになり、薬の名前がすぐに出てこなくなったぼくは老いを身近に感じます。これからどう生きてゆくか、太平洋に出るまでの四万十川に重ねて考えています。

動いてみませんか
こころが重たいときこそ

四万十川の河口から昇る朝日が、食卓の窓から見える。二人で並んで朝食を食べていると、決まって妻が朝日に向かってつぶやく。

「今日一日がいい日でありますように」

九十二歳になるぼくの母は、毎朝仏壇に向かって、子ども、孫、ひ孫の名前を次々にお経のように唱えて、一日の無事を祈るのだそうだ。朝は四万十川の河口からの朝日に祈り、夕には川上に沈む夕陽に涙する生活になろうとは、若いころは想像しなかった。ゆったりしたこころになってきた。

ぼくのこころは何度かぽきんと折れそうな危機があった。スポーツ少年なのに、どこか理屈っぽくて暗かった。

「世界中の苦労を全部背負っているような暗い顔はやめてよ」と、中学時代のガールフレンドに面と向かって指摘されたこともあった。

「このまま漠然と医者になっていいのだろうか。こんな気の弱いぼくが医者になれるのだろうか」と、重たい気持ちになったのが大学二年生だった。

このときには、母校の高校のテニス部の夏休みの練習に一日も休まずに出て、高校生たちとひたすらラケットを振り、ボールを追った。一カ月も続けていると、こころの重たさがどこかへ飛んでゆくのがわかった。

「からだを動かそう。目の前のことだけをこなしてあたまを軽くしよう」と、患者さんによく繰り返す。「じっとしていると、あたまのなかをぐるぐると嫌な考えが回ります」と、患者さんが言う。「考えたら考えるほど重たくなって、自分を責める方向になります。ちょっとそれを横において、ストレッチでもラジオ体操でも、皿を洗うことでもなんでもいいから動いてみたらどうですか」と、ぼくは言う。もちろん疲れ果てたひとはまず休養なのだが、食べられて、眠られていたら、「動こう動こう」と、ぼくは強くすすめる。

なにかに没頭していると、こころは軽くなる。これはぼくの実体験。患者さんが亡くなっても、ぼくたち医療者は別の患者さんが待っているので立ち止まって落ち込めない。先日、介護施設で長く入所していたひとが亡くなった。重症の認知症で、繰り返す誤嚥《ごえん》性肺炎を入院せずに施設のなかで治療をして生き抜いてきた。介護職員の思い入れが強くて動揺があるかと思ったが、立ち止まらずにそのあとも変わらぬペースでみんな仕事を続けている。

一方で、「遠慮しないで好きなことをしてみませんか」と、こころの重たい患者さんに言う。「大学をやめたい」と言う当時のぼくに、「川柳を書きなさい」と、母は珍しくきっぱりと言った。

人間はみんな大変、自然を感じながらの毎日に感謝しつつ、ぼくの経験が目の前の患者さんの役に立てたらと素直に思っている。

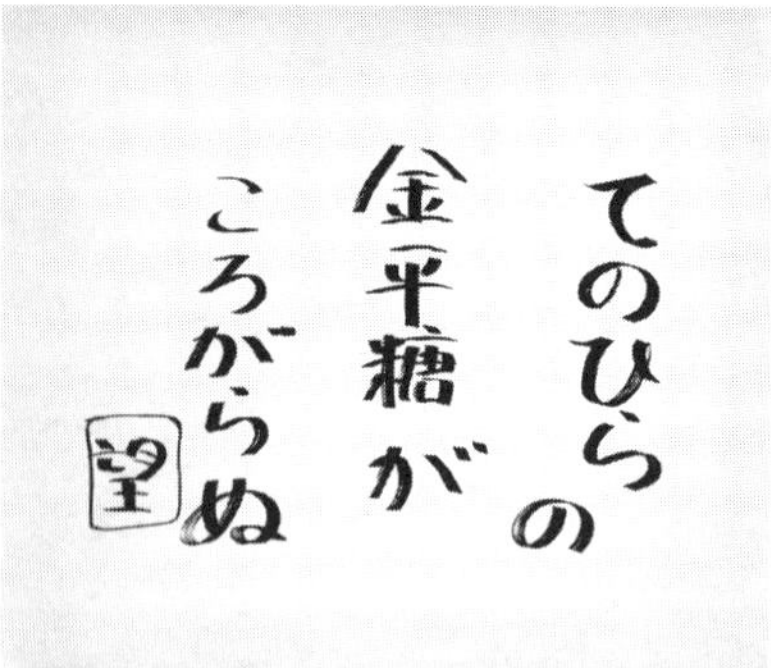

金平糖には角《つの》があります。てのひらにのせて飴のように転がそうとしたら、びくともしません。小さな金平糖の意思を感じます。認知症のお年寄りも、言葉を持たない赤ちゃんも、意識のない寝たきりのひとも、みんな自分の意思はあると思います。その意思を尊重することの大切さをてのひらの金平糖に感じます。

慣れたら済むこと　慣れてはいけないこと

社会人になり疲れが出てくる時期に、「新人看護師研修会」に講師として高松に出かける。「嫌にならないで医療の現場にいようよ」と、ぼくは疲れたこころを癒やす役。「医療の現場は慣れたらなんでもないことがいっぱい。業務の金しばりにならないように、学生時代の想いを七十パーセントにしよう。自分はよくやっていると認めてあげよう」と、「自分は医者に向いていないのでは」と重たかったぼくの新人時代の話をする。「今、仕事をやめようとつらい気持ちになっているひとに贈ります」と、話の最後には中島みゆきさんの「時代」を歌う。還暦を過ぎた白髪の歌う歌詞の世界に、涙する新人の姿がある。

医療の現場には、「慣れたら済むこと、慣れたらいけないこと」がある。技術はある程度はすぐに先輩に追いつける。一度経験したことは、次にするときのストレスは三分の一になる。いろいろな場面に出あっておろおろしながら、新人たちはたくましくなってゆく。

それとは反対に、決して慣れたらいけないのがいのちの最期の場面だ。

普通に生活するひとに、看取りは日常ではない。日々の仕事に疲れてきて感性が枯れてきて、ひとの死に慣れてしまうと医療ほど暗い仕事はない。ひとつひとつのいのちにこころを動かせていないと、冷たいこころになってしまう。先日もこんなことがあった。

「呼吸がおかしいです」と、外来診察中の午後に急いだ電話があった。きのう訪問した、九十二歳の患者さんの家族からだった。長く寝たきりだったが、きちんと食事をして、週二回通所リハビリテーションにも通っていた。一週間前から、突然食事を取らなくなった。二年前には胆のうの手術を受けたのに、「管《くだ》につながれたくない」と、今回は本人が入院を希望しなかった。

毎日点滴をして回復を待った。やっぱり食べることはなかった。息子夫婦と話し合って、家での最期を確認した。十分後に再び電話。「呼吸をしていません」とのこと。診察途中の患者さんの話を中断して、往診車で急いだ。

訪問した部屋には患者さんと介護を続けてきた嫁だけがいた。診察をして、臨終を告げた。穏やかな顔だった。

患者さんの死はあっけなく、突然に来た。これからをどうしようかと考えていた矢先だった。たった一日で最期が来るとは思わなかったので、申し訳ない気持ちになった。

看取りのあとの往診車は、四万十川の堤防を走って診療所に帰った。「いのちにはいつなにが起こるかわからない、いのちに慣れてはいけない」と、静かな大河に叱られている気持ちがした。

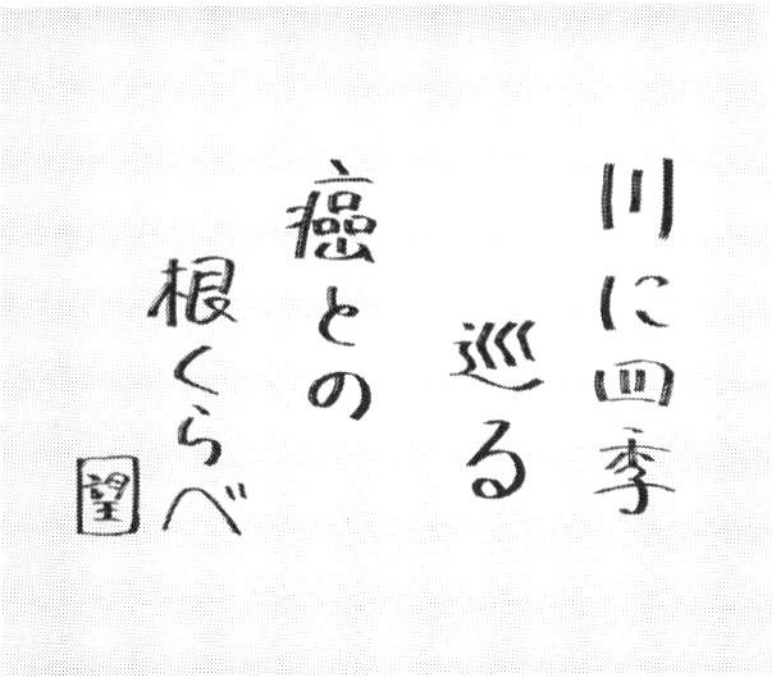

「手術から何年になりますかねえ」「6年が経ちました」、そんな会話が診察室であります。癌の手術のあとや、転移がありながら一年一年を重ねてゆくひとがいます。孫ができた、子どもが進学した、親の介護が大変だと、病気以外の毎日を話して帰ります。菜の花から桜、そして柳の緑、コスモスの秋、川の一年を見ながらです。

ただごとでない場面に「うん」と言わない母　戸惑う子

「おふくろの本心を聞かせてよ」

「本心？　本心はわからん。もうあんたたちのいいようにして」

これからを在宅で過ごすか、入院をするのか、ぼくは母に問うた。それまでにいろいろな話をしたが、結論が出ない。耳の遠い母に、気持ちを込めて顔を見つめながら言葉をかけた。

母は九十二歳。腰は曲がり、腹部の突っ張る感じをつらがっていたが、食事も家族と食卓で取っていた。川柳雑誌への投稿も続け、新聞も毎朝読んでいた。ただ、次第に座ると呼吸が荒くなり、横になる時間が長くなった。

ある日の早朝、兄から電話があった。「のぞみ（ぼくです）に連絡してほしい」と、母が言っているとのこと。夜中にトイレへ行って気分が悪くなったらしい。しかし診療を終えて出発しようとしたぼくに、「夕方には調子が戻ったから今日は来なくていい」との話があった。

その週末、ぼくは往診鞄を持って実家に帰った。といっても、四万十から母の住む家までは同じ高知県でも百キロの距離がある。目の前の布団に横になっている母は、食事が取れずに肩を上下に動かす息をしていた。

あまりにも急なただごとでない場面に、ぼくもびっくりした。意識はしっかりしている。「あんたも忙しいやろうから、はよう帰りなさい。ありがとう」と、着いたばかりのぼくに言う。

同居する兄夫婦とこれからのことを話し合った。在宅での介護、最期をと兄弟の気持ちは決まっていた。介護には慣れている妻が、ポータブルトイレなどの身の回りの介護用品をその日のうちにそろえた。

訪問してもらう医師を頼むところで話が止まった。母がうんと言わないのだ。この日はここまでにして、日を改めることにした。

再度訪問した日にも、母は決心がつかない。別の医師に頼もうかと言っても、うんと言わない。ヘルパーさんも嫌、病院での検査も嫌、そうはっきりと意思表示をする。

母の診察にぼくが出向くのに、車でも列車でも二時間はかかる。だれか地元の医師に頼まないと、在宅介護はできない。「ぼくが主になって治療をするから……」と言っても納得しない。

　子ども夫婦四人が食卓で話し合って、母の部屋にぼくが交渉に行く。それをことごとく断られる。そんなことが何回も続いた。疲れたぼくは、母の布団の横で寝転がって今までの母の生き方を思い浮かべていた。父を支え、子どもを育て、姑を看取り、父も送った。芯の強さを持つが、表現はいつも柔らかな母だった。

　その母がここまで自己主張を続ける。その本心はなんだろうか、ぼくも兄も戸惑うばかりだった。

（続く）

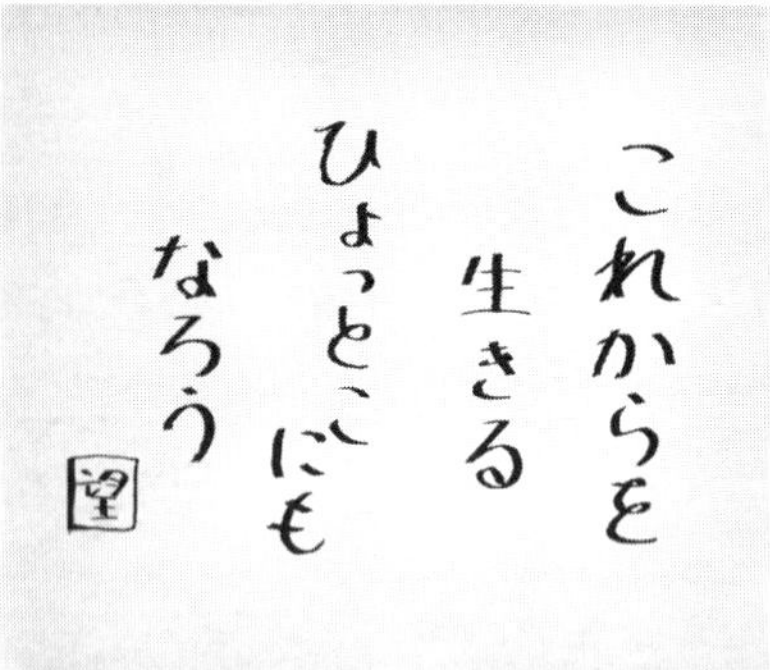

　還暦を過ぎたぼくのこれからは、いろいろな変化を老いを含めてどう楽しめるか、それにつきると思います。その一番のコツは、「柔らかなこころ」だと患者さんを見ていて感じます。踊れというなら踊るし、歌えというなら歌うような、なんでも楽しめるこころになりたいものです。「ひょっとこ」は少し古いかなあ。

母と交わす初めてにして最後の握手

（続き）

「動くと息苦しい、食べたくない」と言い出した九十二歳の母に、家族は在宅での最期を考えていた。

その母は、地元の医師の訪問による診察は受けたくないと言う。入院も嫌と口にする。食べられないので、ぼくが点滴をした。二時間をかけて母のもとに通った。点滴をしても、そう楽にはならない。意識はしっかりしており、しきりに暑いと言ってうちわを動かしていた。

調子が悪くなって十日が過ぎた。入院か在宅かを、きちんと決めようと家族で話し合った。大学時代の先輩が院長をしている公立病院を、ぼくは母にすすめた。「ぼくから検査はそんなにしないように、つらいことがないように頼んでおくから」とも言った。

その病院は母の実家の町にある。母はその案に乗った。入院の日に、診療を早く終わらせて病院に向かった。先輩から見せられた胸の写真には、予想を上回る大量の胸水があった。細胞診をした結果、診断は、癌性胸膜炎。座るのがつらい、声が出にくいのは、そのせいだと納得した。

先輩には緩和ケアの方向をお願いした。胸水を抜いて、呼吸は楽になった。相変わらず食べないので、少量の点滴を続けた。「ありがとうございます。お世話になります」と、看護師の処置に母はきちんとあいさつをしていた。ぼくは長期の経過を予想していたが、不安が少ないように家族のだれかがいつも病室にいるようにした。

診療を終えて、列車に乗って母の病室に向かう。「あんたは忙しいから、はよう帰りなさい。患者さんを大事にしなさい。ありがとう」と、母が言う。少しの時間を病室にいて、母の耳元で「そしたら帰るから。また来るよ」と言うと、大きな目でじっとぼくを見た。「ありがとう」と言って、左手を挙げて大きく振った。ぼくも手を振りながら、また母のもとに戻ってハイタッチのように手を重ねた。そして手を握った。母との初めての握手だった。そしてそれが母との最後になった。

その三日後の明け方、病室に付き添う兄から電話があった。静かな最期だった。「最期は病院で二週間までがいい」と、母は生前に言っていたと親しい友人から初めて聞いた。母の本心はあと二週間になるまで、家でいようとしたのだった。

母は十六日間の入院で旅立った。葬儀の翌日は母も兄も会員で、ぼくが世話役の帆傘川柳社の川柳大会だった。

「母はしあわせでした」、喪主の兄が葬儀のあいさつをした。隣で遺影を持つぼくも大きくうなずいた。きっぱりとした母らしい、そしてみんなに迷惑をかけない母の思い通りの最期だった。

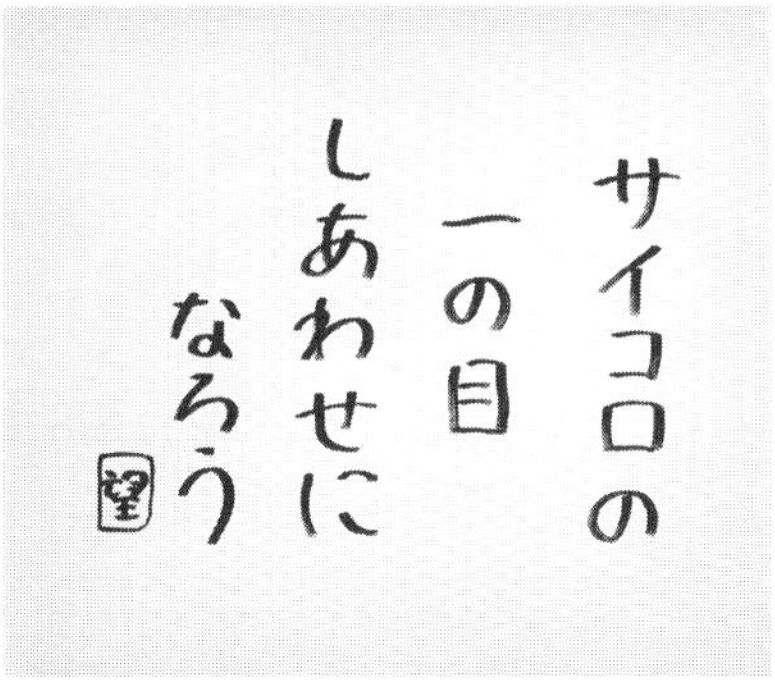

「どうしようかな」と迷ったときに、ぼくはこころのなかでサイコロを振ります。一の目の赤が好きです。診察室や家を訪問して、たくさんのお年寄りから話を聞きます。「しあわせと思えたら、それがしあわせ」、超高齢者には楽観があります。節目節目に自分でサイコロを振って決めてゆく、それもしあわせへの大切な作業かもしれません。

遺された二十万句を通して亡き父と「会話」する

東京からお客さんがあり、久しぶりに沈下橋を歩いた。四万十川にはたくさんの沈下橋が架かるが、最も下流にある佐田の沈下橋は、ぼくの診療所から車で十分の距離にある。「水がきれいですねえ。あっ、魚がいる」と、橋から川をのぞきこんでは、雨上がりで水量がいつもより多く、濁りも少ない大河の様子を喜んでくれた。「山の緑の深い色が違います」と、都会のひとと上流を眺めながら沈下橋のなかほどまで歩いた。

向こうから軽トラックが来た。これがぼくには一番困る。沈下橋には欄干がない。橋の端(一休さんのシャレではありませんが)に寄ると、足がすくむ。ぼくは高所恐怖症で、観覧車に子どもと乗ったことがない。このときにもふるえながら車をやっとやり過ごした。そして、橋のまんなかを歩いて川岸に戻った。

今年の誕生日に、子どもたちがスニーカーをプレゼントしてくれた。いつもは職員からだったが、今年の靴は黄緑を主にして白と黒色が交じり、年々派手な色になる。診療所の仕事用に使うのだが、新しい靴はクッションがよくて履き心地がいい。もったいなくて、雨の日の訪問診療には、今までの赤と黒のスニーカーに履き替えている。

先日、八年がかりの父の遺句集が完成した。父の遺《のこ》した句帳百四十九冊から、息子から見た父らしい句をぼくが選んだ。ちびた鉛筆とメモ用紙を持って、父は毎朝散歩をしていた。そのメモ用紙をノートに貼り付けていた。

昭和三十年代からの、父の肉筆の句帳と向かい合いつつ一句一句を選んでいった。全部で二十万句はあっただろうか。そのなかから一万二千句を選び、さらに千二百句に絞った。句を選びながら、父と会話をしている気持ちで余韻を楽しんでいた。父の句は堅実で、家族などの身近な素材が多い。このときには父はこんなふうに思っていたのかと再発見があった。

表紙の色を病床の母が選び、装丁をぼくの長男がして、題字を兄の妻、挿絵を妻が描いた。一家総がかりの句集ができた。「句集はまかせた。無料でみんなに読んでもらってほしい」と、生前の父は言い残していた。

よく眠る妻それでよし旅にいる
子のために生きた一生だっていい

私からどうして好きといえますか
貧しさが夫婦のきずなだったかも
都市砂漠らくだの鈴が聞こえない

（句集から）

苅谷たかし遺句集「ちびた鉛筆」。

父の句集ができて、少し父との距離ができた寂しさもある。母ももういない。両親のいない初めての秋を迎えた。

診療所の窓から眺める四万十川は、なにごともなかったようにいつもの顔をしている。

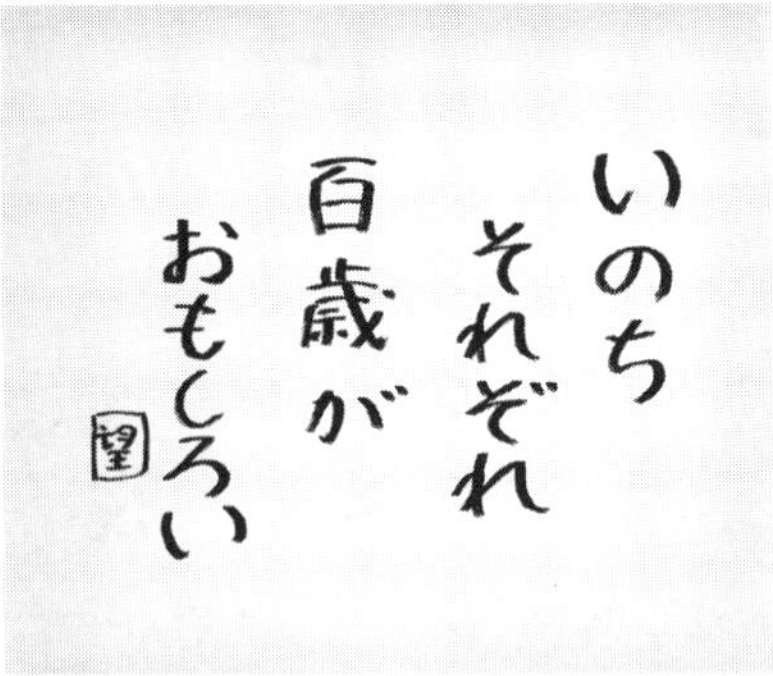

一人暮らしを続ける100歳の患者さんが笑って口にします。「ちょっと歳をとってきました」「こんなに痩せたのは初めて」。一方で102歳の患者さんは「このしんどさはなんとかなりませんか」と、繰り返し電話で訴えます。不安は消えません。いのちには比べられないそれぞれがあるからおもしろい。ぼくはそんなふうにいつも思っています。

いのちの最期まで貫き通された意思をおもう

妻の母の点滴を始め、近所に住む妻の恩師の足の傷を手当てして、ぼくは診察室に入った。いつものように八時ちょっと前に一番目の患者さんを呼んだ。

三人目の患者さんの診察中に電話があった。「母がおかしいんです。ぐったりしています。救急車を呼んでそちらへ行っていいですか」。先日、これからが難しいと話した、筋萎縮性側索硬化症の患者さんの娘からだった。筋萎縮性側索硬化症は神経難病のひとつで、筋肉がしだいに衰えてゆき、人工呼吸器を着けないと長くは生きられない。

右手が不自由になり、歩くのもちょっと困った時期になっていた。先月にはこの患者さんのケース会議が大野内科の二階であった。保健所と、市の包括支援センターの職員とぼくとが、これからの対応を話し合った。

患者さんは六十五歳。快活な話しぶりが印象的だった。病状が進行してきても、家族に、も深刻さを見せなかったらしい。予想しない急な変化は、きっと辛抱しながらの毎日だったのだろう。救急車が到着するまでに、ぼくはいろいろな場面を考えていた。

救急車の音がした。ぼくは駐車場で救急車を迎えた。車に乗り込んで診察した患者さんは、下顎《かがく》呼吸で今にも呼吸が止まりそうだった。横に座る娘に聞いた。「人工呼吸器はどうする？」。娘は胸の前でバッテンと両手を交差させた。

「患者さんを降ろしてください」と、ぼくは救急隊員に言った。機械を着けるのなら、救急病院へ搬送するつもりだった。そこから大野内科の長い一日が始まった。

「気管切開はしない。人工呼吸器は着けない」、患者さんは病名の告知のときから一貫していた。簡単な器具を使って何分間か肺を膨らませたら、患者さんの意識が戻った。「しんどうないかねえ」「しんどうない」「機械はやっぱり着けんかねえ」「いや」とはっきりした受け答えだった。

家族と話した。「どうしましょう、総合病院へ行きますか」「このままでお願いしたいけれど、夜になったらどうしますか」。大野内科は無床診療所。点滴室での見守りが続いていた。「ぼくはとことん付き合います」と、答えた。

患者さんを三人診たらそのひとのところへ行くのを、一日中繰り返した。診察室でのほかの患者さんたちの診療が終わるのを待ってくれていたのだろう。夕方に家族のなかで、その患者さんは最期を迎えた。「自分の意思を通した立派な最期ですね」と、ぼくは家族みんなに言った。「立派な最期だって、お母さん」と娘が大きな声で反芻《はんすう》した。

診療所の玄関で患者さんを見送ったときには、午後八時を回っていた。いのちを看取る、長い一日が終わった。

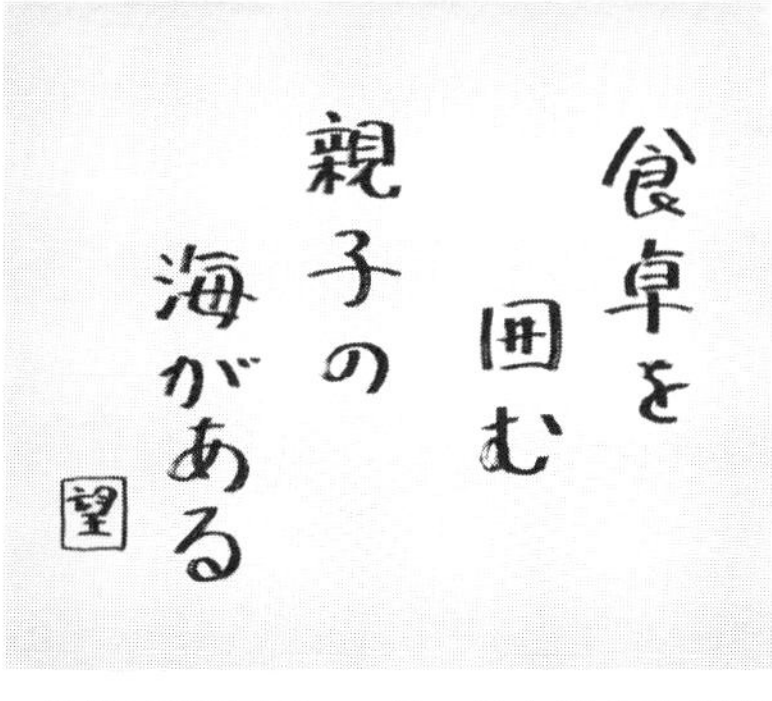

医療の現場で、いろいろな家族の関係を見ます。夫婦も様々ですが、親子もそれぞれです。父とはよく酒を飲みました。一緒に昔をたどってゆくときに、広がってゆく海のような気がしました。今、子どもたちと食卓を囲むときにやっぱりそこに海の広がり、穏やかさを感じます。ぼくも、いい年齢になってきました。

「医は片思い」降る雪が呼び起こす記憶

　南国土佐でも、ここ四万十市は雪がよく降る。雪が降るといつもうきうきするぼくを、妻が笑う。雪といえば、津軽。青森県弘前市で過ごした六年間の学生時代ははるか昔のことになったが、今のぼくの大きな柱になっている。

「どんなにわめいても騒いでも、春にならないと雪はやまない」、六回の津軽の冬を過ごすあいだに、せっかちなぼくは変わってきた。思い出すのは、雪の夜の光景。郊外電車の駅前の居酒屋のカウンターで、二百五十円の大盛りのイカ刺しと百五十円のコップ酒の一杯で、終電車の時刻までねばった。「さあ」と、暖簾《のれん》をくぐって外に出ると、横殴りのさらさらの雪が顔にあたる。そして前かがみになりながら、駅のホームを歩いてゆく。

「これからどう生きてゆくか。どんな医者になるか」を悩む時期に、津軽の自然のなかで暮らした経験は大きかった。そんな時期に、ぼくは片思いを続けていた。今の若いひとには想像できないだろうが、毎日毎日手紙を書いた。そのなかには、原稿用紙五枚の手紙もあった。「返事を書こうと思ったら、次から次と来るので……」と、相手からたまにはがきが届いた。そのうちに、書くことでぼくの毎日が成り立てばそれでいいと思うようになった。

「医は想い、それも片思い」、ぼくは医療の現場で、患者さんを相手にずっとずっと片思いを続けている。津軽での実際の体験がぼくのこころに生きている。これが津軽でなかったら、すさんだこころになっていたかもしれない。津軽の雪のなかだからこそ、ぼくのこころに素直に定着したのだろう。

この一カ月、四万十川の河口の集落の、九十四歳の患者さんの診察に出向く。家族から「ばあば」と親しみを込めて呼ばれる患者さんは、脳梗塞の再発を起こした。「ばあば」を家で看《み》てあげようと、近所に住む子ども、孫たちが集まった。最初はいい感じだった。

二週間後、「ばあば」の反乱が起こった。「家族が食べ物に毒を入れている」と、真剣に訴える。「お疲れ様でございます。休みの日にすみませんねえ」と、ぼくにだけは丁寧に接してくれる。疲れ果てる家族、言葉が荒くなる患者さん、点滴をしながらぼくは迷った。

「無理をしたらいかん、自然な流れがいい」と、本人を説得していったん入院を決めた。

「これからはそのときに考えよう」、ぼくの楽観を家族に話した。

そのあと、「ばあば」は一進一退が続いた。「家に連れて帰りたいと家族が希望したらどうしましょうか」と、入院先の病院の主治医から電話があった。「もちろんいつでもお引き受けします」と、躊躇なく答えた。

「ばあば」の顔を週末には見にゆこうと思いつつ、ぼくは受話器を置いた。

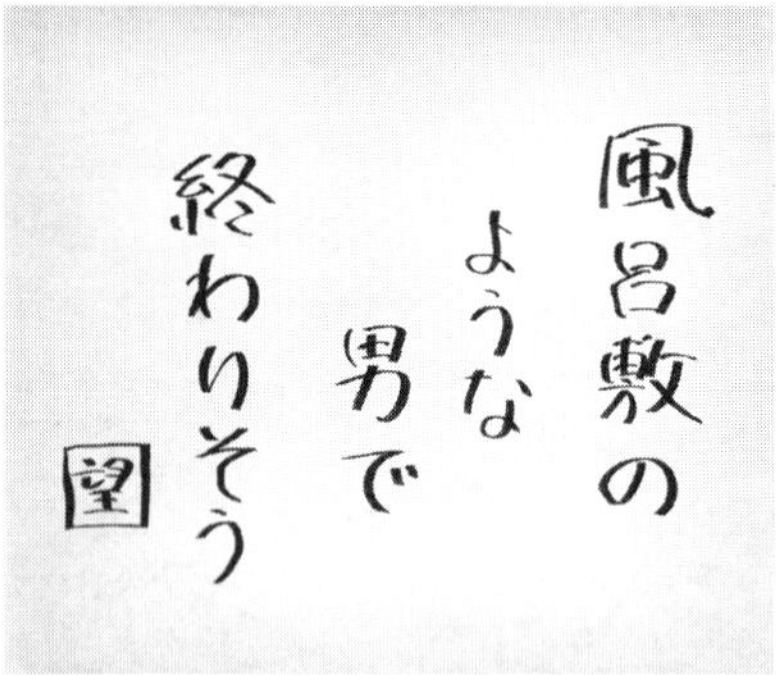

先日、名前入りの風呂敷を作りました。風呂敷は自在です。風呂敷のようにお年寄りも思春期も、それぞれに対応できる医療者としての幅広さを持ち続けたいと思います。ただ、ぼくはひとを包むことは好きですが、自己主張をしてどんどん道を切り開いてゆくのは苦手です。それでもいいかなと思っています。

からだに触れることはこころに触れること

その日の最後の患者さんだった。久しぶりに娘に付き添われてきた九十二歳の女性。公立病院での検査では異常はないと言われるが、何週間も微熱が続くとのこと。背中も痛くて元気が出ないとの訴えだった。

「背中の圧迫骨折は治っていると言われるのですが、相変わらず痛いし熱っぽいんです。どこか悪いところが別にあるのではないでしょうか」と、上品な言葉遣いで質問がくる。「まず、そうしたら背中から見せていただきましょうか。どこですか」と、ぼくは目いっぱいの上品な言葉で呼びかけた。「ここです。ここです」と、横向きに寝た患者さんは手で示す。ぼくはそれをゆっくり触って、背骨を上から下へ軽く打腱器《だけんき》（ハンマーと呼ぶ神経内科医必須の診察道具）でたたく。

「ここはどうですか。ここは？」と、あちこちを触りながら確かめる。「圧迫骨折は大丈夫のようですね。血液検査もきちんとしていただいているでしょうが、炎症反応だけ見せてもらっていいですか」と採血をすすめた。

血液検査は予想通り、正常だった。「検査はやっぱり大丈夫ですよ」と数字を細かく説明した。「このごろも触診はするのですね。最近、こんなに触ってもらったことはありません。もう安心しました。わたしは大丈夫です」と、力強い声でにっこりした。「先生に診てもらったら、もう安心よ。これからはなにも気にしないでいいからね」と、娘も笑った。

診察室のお年寄りから、診察のときに訴える場所を医者が触ってくれない話をしばしば聞く。「先生に言っても仕方ないけれど」と言って、膝、腰、肩の痛みを訴える。「どこどこ、見せて見せて」と、ぼくはその場所を触って、「腫れていますねえ」とか「一番痛いのはここですか」と、とにかく触る。「大変やねえ。今度、整形外科に行ったら、きちんと話したらいいよ」とすすめる。

ぼくの世代の医者は、これが肝臓、腎臓と、触診を先輩から教えられた。聴診器も数少ない大切な医療機器だった。CTも超音波検査もない時代を、ぼくは経験している。問診が大切で、診察に時間をかけるのが診療の基本だと鍛えられた。

先日、公立病院の整形外科の研究会に招かれた。「しびれ」がテーマだった。「しびれるところ、痛いところにまず触ってあげてください。患者さんはタッチされるのを待っています」と、ぼくは若い先生方に強調した。

ぼくは欲張りだから、患者さんのからだにも触るし、こころにもひと言でもタッチしたい、そんな診療を繰り返している。だから、毎日がおもしろい。

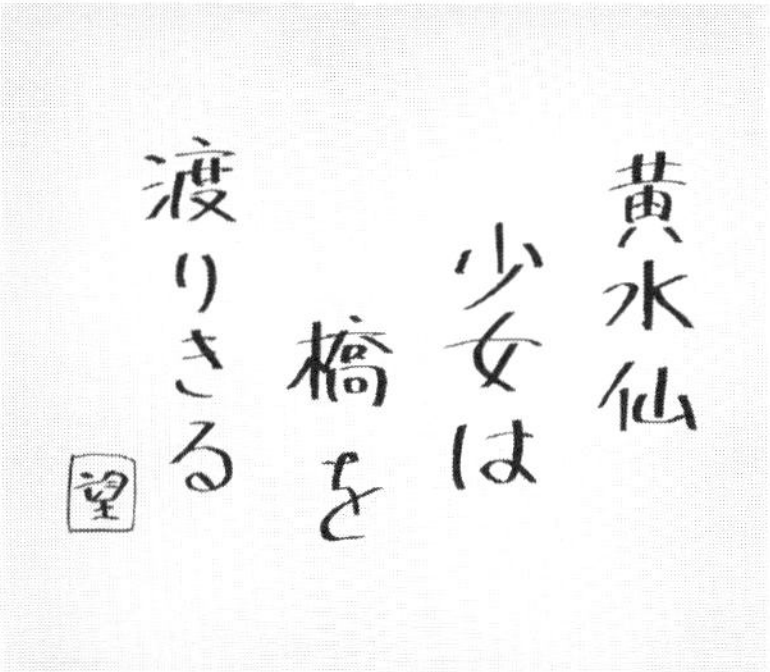

往診先の庭に、黄水仙が可憐に咲いています。四万十で訪問診療を始めて、季節の花に気づきました。診療所の前の通称赤鉄橋のたもとで、中学生たちが談笑しています。この少女たちにはいろいろな経験をして、自分の納得する大人になってほしい。そのときには「橋を渡る」勇気がいるときもある、そんな気持ちの一句です。

人生を豊かにする「別腹」のしあわせ

讃岐にはうどんは別腹という言葉がある。高松赤十字病院での二十年の修業時代、二次会のあとの深夜に、うどんを食べて解散するのにはびっくりした。

土曜日の診療を終えると、カルテの整理もそこそこに三十分車を走らせて宿毛《すくも》市に向かう。昼食は車のなか。月に一回、川柳の勉強会がある。運転をしながら、診療中の高ぶりが落ち着いてくるのがわかる。

この日は三十代の女性から、「先生、助けてください。私はまだ消えなくてもいいですか」と問われた。左の手首には縫合した傷があった。それをあらためて処置をして、「死んだらいかんよ」と念を押した。

「先生の言うように、舞台は回りますよね」「うん、そのうち必ず」と静かにぼく自身に言い聞かすように答えた。どんなつらいことがあったかは、自分からは口にしなかった。

対応はあれでよかったか、こころに引っかかっていた。

九十七歳の肺炎の治療が一週間になる。熱は下がったが、食欲が出ない。一方で、熱が出て咳が続いている九十五歳のひとも、検査は良くなったが、ひやひやの毎日が続く。二人とも入院を希望せず、診療所の点滴室で抗生物質の点滴を続けてきた。

運転中は診療のあれこれを引きずっているのだが、会場に着いたら気分が変わる。ぼくにとっては「川柳は別腹」なのだ。疲れていると、駐車場で十分間仮眠をしてからのときもある。

勉強会はぼくが司会をして、一時間半ほど出席者の句を鑑賞したり、添削をする。句の一語を電子辞書で引いて、「知らなかった、勉強になりました」と、あたまを下げる場面もある。そのうちに世間話になり、大笑いになる。診察室では明るすぎず、暗すぎず、違和感のない言葉やしぐさで患者さんに接すること、冗談は聞いてもぼくからは言わないことを信条としている。だから、川柳の集まりでは仕事中よりも、言葉が自由で軽くなっているのに気がつく。

三カ月に一回は、旧西土佐村に行く。この月は土曜日に宿毛市、翌朝に四万十川に沿って、上流に車を走らせた。社会福祉協議会のボランティアでの川柳の教室。この日は出席者はぼくを含めて六人。これが楽しい。

診療所のなかを走り回っているぼくを、往復の四万十川の風景が癒やしてくれる。それに、川柳の話の合間に聞く、人生の先輩の話がおもしろい。戦争中の話も聞く。

ぼくにとっては、川柳の世界はやっぱり別腹。どんなに疲れていても、川柳の集まりは楽しい。患者さんとのやりとりはにこにこしながらも、細心の注意を払っている。川柳の世界でこころを遊ばせて、ぼくの日常は初めて成り立つ。

ところで、わが家はみんな腰のある讃岐うどんが大好き。うどんにはけっこううるさい一家だ。

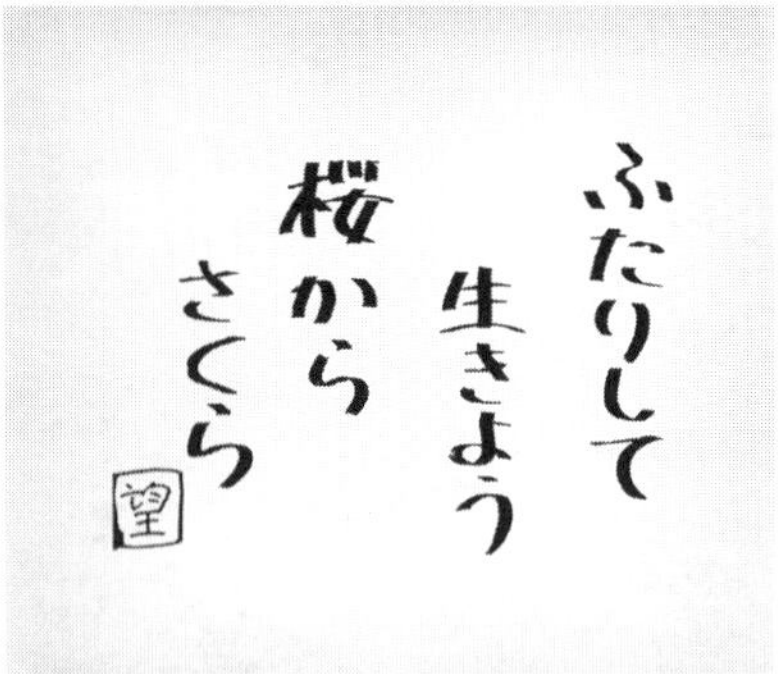

桜の季節には、二人で花見に行きます。四万十市の市街地にある為松公園の夜桜には、ぼくはカップ酒を必ず持参します。毎年楽しみに見にゆくのは、四万十川沿いの国道脇の3本並んだ古木です。訪問診療の通り道で見つけました。妻の病気がわかってから十数年、一年を重ねてゆく区切りは二人で見る桜の花です。

ここで生きると決めたひと　ぼくは、なにができるか

「先生、私が診察に来られんようになったら家に来てくれますか。私は家で死ぬと決めていますから」「はい、たしかに約束します。なるべく先がいいけれどね」。八十九歳の女性の患者さんと、そんなやりとりをしたことがあった。

「先月のなかごろから食事の量が減って、トイレにも行けなくなった。一度、往診に来てくれないか」と、その患者さんの家族が診療所に来た。約束はもちろん約束、ぼくは訪問することにした。診療所から四万十川の川上に向かって堤防沿いに往診車を走らせる。久しぶりの道を走りながら、ここはあのひと、ここから曲がったところにはあのひと、家で看取ったひとの顔が次々に浮かんでくる。

この患者さんの夫は、脳出血で片麻痺が残った。二年間、ぼくが訪問をした。そして、一昨年亡くなった。夫は応接間に出てきて、診察というよりもぼくが講義を受けるような

時間だった。この地域の有名なスイカ作りの名人で、改良を重ねたスイカの話を始める。その博識に毎回聴き入るばかりだった。

それ以来の、久しぶりの訪問だった。途中の田んぼのなかの道に、軽自動車しか通れないS字カーブがあるのも懐かしかった。「先生、生きることは骨が折れることですね」が、患者さんの第一声だった。診察をしても以前と変わりはなかった。「採血をさせてくださ い」と、耳の遠い患者さんに、正面から身振り手振りで説明をした。「先生は自分のからだを大事にしてくださいよ。みんな頼りにしているから。あんなに忙しすぎたらいかん。ただ患者さんが来てくれないのも困るよねえ」と言ったところで、本人と家族と一緒に大笑い。

「こんないいところはありません。私はここで死にます。先生、そこの窓から見える稜線と空の感じが大好きです」と、ぼくに窓を開けさせて、四万十川の向こう岸の山々を見るように言った。そして、実家での少女時代、戦争中の女学校時代の話を繰り返した。「四里の道を五人で歩いて通いました。楽しかったですよ」と、笑った。スイカ畑を走り回って働いたとも言った。

「死ぬ死ぬって言うけれど、まだ死にそうにはないですよ」と、ぼくが言った。「聞こえません」と、患者さんが答える。苦笑いしながら、うなずくまで同じ言葉をゆっくりと口にした。

「また、来ます。たくさん食べてくださいね」と、目の前で手をいっぱいに動かしながらぼくの気持ちを伝えた。そして、診察の最後に患者さんと握手した。一度は右手と右手で、帰り際には反対の手でもう一度手を握りあった。

いのちがそこにある。ぼくになにができるか、なにをして、なにを控えるか。いつもこんな場面で試されている。

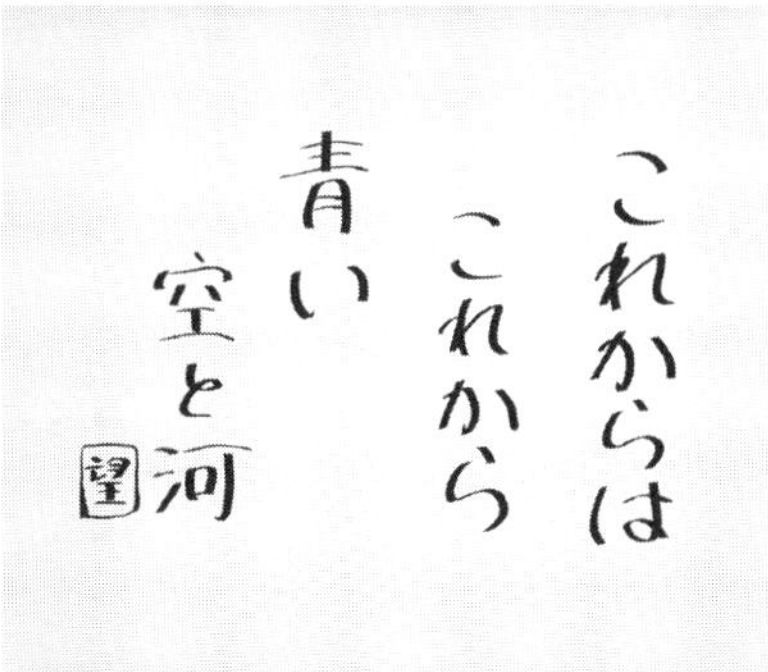

休日の夕方、缶チューハイを片手に四万十川の堤防を子犬と散歩します。これからの不安を診察室では繰り返し聞きます。「なんとかなることはなんとかなる。今の積み重ねをしてゆこう」と話します。大河の揺るぎない表情と夕焼けに近づいた空の青さが「これからはこれからだから」と不安を吹き飛ばしてくれます。

五十年前の先輩から中学生のきみたちへ

飽きることなく、ぼくは毎日にこにこしながらいのちとの真剣勝負を続けている。診療所では圧倒的にお年寄りが多く、いのちをどう仕舞うかがよく話題になる。いろいろな患者さんとの話から、老い方、家族、夫婦とは、を繰り返し繰り返し考えさせられる。

母校の中学校で教頭をしている同級生から電話があった。「小笠原の現場の話を中学生にしてくれないか」とのこと。「一日考えさせてくれないかなあ」と、このごろどっぷりいのちの最期の世界に浸っているぼくは、一瞬躊躇した。午前中の診療を休まないといけないことも気になった。妻に相談した。「中学生への講演もいいじゃない。ひき受けたら」と、明快だった。ちなみに妻も同じ中学校の後輩になる。

中学生に、ぼくの毎日の体験からなにを伝えるか。元気は当たり前ではない、進行性筋ジストロフィーの同世代の患者さんのいのちの風景を語ろう。そして、こころをきちんと言葉にすること。ひとととのコミュニケーションを大切にして、ひとに出あって自分を確かにしてゆこう、といった内容を考えた。「おじさんは今こんなに頑張っているよ」の話はつまらない。

もう二十年も前だろうか、初めて中学生に話したときに、子どもたちは膝を立てた体育座りで、顔を上げてくれなかった。ぼくが歌ってもしらっとした空気を感じて、完敗で帰ってきた。

あのころよりは、自分も経験を積んできた。伝えたいこともたくさんある。講演会の題は「いのち・こころ・からだ」とした。当日は七時発の列車で高知に向かった。舞台の袖で同級生の教頭から「聴く態度が悪いと思うけれど、気にしないでよ」と念を押された。

「五十年前の先輩」は、大きなローラーを引いて、毎日毎日テニスコート作りに励んだ話から始めた。試合ではいつも負けた、負けたら学校に帰って練習をした。どんなに練習しても負ける時代が続いた。最上級生になって、高知県の大会で予期せぬ優勝をした。それはうれしかったが、今から思うとあのテニスコートを自分たちで作ったことが、今のぼくに大きな影響を与えていると語りかけた。

「いい歳になっても(自分のことを)ぼくと言います。皆さんは『ぼくはこう思う、わたしはこんなふうにしたい』と言えるひとになってください」と続けた。想いがいっぱいで、演壇の原稿は一度も見ずに終わった。歌も歌った。子どもたちが視線を上げてくれたことがうれしかった。ときは五十年流れても、中学生はぼくのころと一緒、やっぱり大変なのだ。

みんな大変、思春期も働き盛りも、老いを感じる世代も。ぼくはそんな気持ちで帰りの列車に乗った。そして、午後からは、待ってくれていた患者さんの診察を始めた。

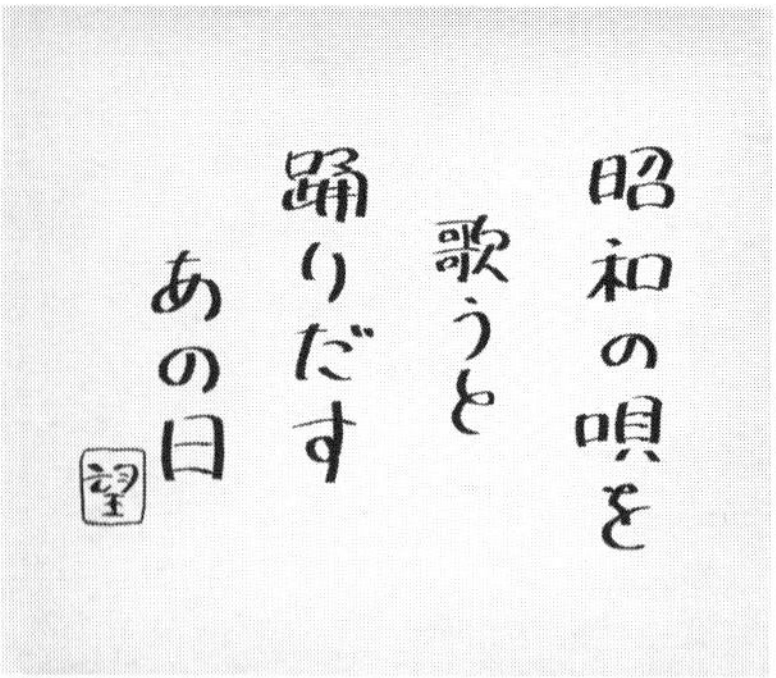

往診車で走るとき、昭和の歌のCDを聴きます。その歌を初めて聴いた、あのころを思い出します。常識をはずれた医者をしていたと、いつも苦笑い。疲れてくるとボリュームを上げて、山を越えて川を渡り、次の訪問先へと急ぎます。かつてぼくに中島みゆきの「時代」をすすめてくれた看護師さん。ときは流れ、今は病院の副院長をして活躍しています。

あとがき

娘の陣痛が始まり、ぼくも県立病院に向かった。日曜日の朝六時、四万十川は一面の靄に包まれていた。県立病院への道は、支流の中筋川に沿っているので、走っていてもずっと靄は晴れてこない。

いつもはいのちをどう仕舞うかを考えていることが多いぼくが、いのちの誕生を見届けるために車を走らせている。ライトをつけてもすぐ先が見えない靄が印象的な朝になった。「おめでとうございます」と言って、助産師さんが分娩室で孫を抱かせてくれた。「こんな明るい医療の現場もあるんですね」と、ぼくは助産師さんに笑いながら声をかけた。ぼくが医療現場のエッセーの連載を始めたときの第一回に、娘が生まれる分娩室の様子を書いた。なんとも「時代は回る」としか言いようがない感慨がある。

この本に収められた文章は、食卓か、駅の待合室で書いたものが多い。診療所二階の窓辺で四万十川を見ながら、はよっぽど条件のいいときだった。

この本が出版されるにあたり、ぼくのことを安藤幸代さん、佐野紀夫先生、そして妻が語ってくれた。それぞれの温かい見方に感激している。

一昨年に父の句集を作ったぼくには、本を作ることの大変さはよくわかっている。はじめにも書いた通り、スタイルアサヒ連載開始時からずっと担当してくれた伊藤真弘氏をはじめ、アサヒ・ファミリー・ニュース社の皆様に大変なお世話になった。ありがとうございました。

連載時の気持ちを大切に、重複するところもあるのだが、できるだけそのままにした。川柳の丸字もこんな一冊になると、いくらぼくでもちょっと恥ずかしいのだが書き直すことはしなかった。

「人間ってすごい。人間っておもしろい」。そんな気持ちで臨床に立ち続けている、田舎医者のこころを感じ取っていただけたら幸いです。

いつも部屋をいっぱいにしては「あれがないこれがない」と、探し物をするぼくを、決して冷たい目ではなく見守ってくれる家族にありがとうと書こう。

人間もつれで精いっぱいが口癖のぼくの肩のちからを抜いてくれた、蛇行を繰り返す四万十川にも感謝しよう。そして、ぼくの文章に登場してくれるたくさんの患者さんたちに支えられて、今のぼくがあることにも感謝の気持ちを記したい。四万十川のほとりの診療所である大野内科の職員のみんなには、いつも助けられている。ありがとう。

最後に、いつも一番目の読者であり、ぼくの医療の最大、最強の理解者である妻にありがとうを書こう。おかげ様です。

四万十川を見下ろす　診療所の二階の窓辺にて

小笠原　望

二〇一七年三月

本書は、朝日新聞購読者向けの月刊誌「スタイルアサヒ」に連載したものを抜粋、加筆修正し、再構成したものです。

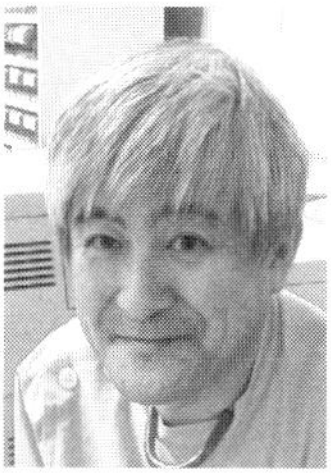

小笠原 望 おがさわら・のぞみ

1951年高知県土佐市生まれ。76年弘前大学医学部卒。高松赤十字病院などを経て97年大野内科（四万十市〈旧中村市〉）。2000年同院長。「かかりつけ医としての在宅医療、神経難病、こころのケア」に、「四万十のゲリラ医者」として活動中。

企画・編集　株式会社アサヒ・ファミリー・ニュース社
〒530-8255 大阪市北区中之島2-3-18
中之島フェスティバルタワー16F
http://asahi-family.com

診療所の窓辺から
いのちを抱きしめる、四万十川のほとりにて

2017年4月27日　初版第1刷発行

著　者　小笠原 望
発行者　中西 健夫
発行所　株式会社ナカニシヤ出版
〒606-8161 京都市左京区一乗寺木ノ本町15番地
TEL 075-723-0111　FAX 075-723-0095
http://www.nakanishiya.co.jp/

装幀＝白沢 正
印刷・製本＝亜細亜印刷

＊落丁・乱丁本はお取り替え致します。
Printed in Japan.　ISBN978-4-7795-1152-3　C0095

モダン京都
〈遊楽〉の空間文化誌

加藤政洋 編

漱石や虚子、谷崎らが訪れた〈宿〉、花街や盛り場の景観とスペクタクルの変遷……。文学作品や地図、絵図、古写真などさまざまな資料をもとに、モダン京都における〈遊楽〉の風景をたどり、再構成する。

二二〇〇円

ほどほどに豊かな社会

香山リカ・橘木俊詔

心も経済も「ほどほど」がいちばん！　悩める若者たち、教育や社会保障、ベーシックインカム、働くことの意味、日本経済のゆくえ、3・11と原発。これからの社会のあり方をめぐる、精神科医と経済学者の対話。

一八〇〇円

日本の動物政策

打越綾子

愛玩動物から野生動物、動物園動物、実験動物、畜産動物まで、日本の動物政策、動物行政の現状および今後の展望をトータルに解説する決定版。動物好きの人、動物関係の仕事についている人、必携の一冊。

三五〇〇円

ブータンの小さな診療所

坂本龍太

そこには人びとのぬくもりがあった――。ブータンに憧れたひとりの医師が、多くの人びとの協力のもとでスタートした、地域に根ざす高齢者健診プロジェクト。ブータンの小さな診療所を舞台にした心温まる交流のドキュメント。

二〇〇〇円

表示は本体価格です。